世界最高のエラノス理論で
超ゾーンを実現する

「神経科学的光の瞑想」

武田梵声

KK
ロングセラーズ

はじめに

皆さんはゾーンという言葉をご存じでしょうか?

ゾーンとは、心身が解放され、様々なパフォーマンス能力が圧倒的なレベルで解放された状態で、自由自在な心身になることを言います。およそ人の可能性の全てが最高レベルで発動した究極の領域です。

具体的には、極限の集中力、豊かな想像力、斬新な発想力、思考力の向上、身体能力の飛躍的向上、メンタルの安定、質の良い睡眠などが手に入ります。

まさにゾーンにはパフォーマンスの万能薬といった効果があるのです。

ただ、これまでゾーンは主観的な体験としての印象も強かったかと思います。ですからその中には本当にゾーンに入っている場合もあれば、そうでない場合もあるわけです。

本書はゾーンに入ったか否かを、誰にでも簡単に判断できる方法を科学的な証拠に基づき明らかにしました。

ゾーンに入った客観的な証拠。それは、ゾーンに入ると実際にフラッシュを焚いたようなリアルな光が見えるという神経科学的な現象が起こるのです。

このリアルな光が見えた時は、脳の電気興奮性が高まった時であり、この時、皆さんの脳内では集中力、身体能力、発想力、思考力、存在感などのあらゆるパフォーマンスを高める脳内の物質（神経伝達物質）が通常の何倍ものレベルで放出されているのです。

故に主観的なイメージの光ではない、脳内で起こる客観的なリアルな光が見えるという現象を起こすことが、ゾーンに入るための決定的な条件になるのです。

また、一般的にゾーンと呼ばれてきたものには、実際には様々なレベルのものがありました。日常の中で少し集中力が高まったレベルのもの、トップアスリートレベルのゾーン、更にレベルの高い歴史的達人レベルのゾーン等々……。

ゾーンという言葉で、様々なレベルのものが一括りにされてきたのです。

本書では、一般的に知られているゾーンより遥かに高い精度のゾーンとして、この客観的なリアルな光を見るゾーンを、ゾーンを超えたゾーンすなわち「超ゾーン」と呼びたいと思います。

ゾーンと言えば一般的にはアスリートの業界で有名で、トップアスリートの専売特許のような印象をお持ちの方もいらっしゃるかと思いますが、ゾーンはビジネスパーソンのパフォーマンスにも役立つものです。

実際、アメリカの研究では33％のビジネスパーソンが軽度のゾーンに入ったことがあるという報告をしており、その軽度のゾーンでも仕事のスピードが普段の数倍早くなり、仕事の正確性も格段に上がり、通常とは異なる発想やアイデアが出るといった現象のエビデンスがあるのです。

本書の提唱する超ゾーン状態においては、日常やビジネスシーンで効果を発揮してゆきます。

①プレゼンや交渉における不安や緊張、ストレスを緩和し、リラックスさせる効果。
②集中力、身体能力、存在感が高められ、プレゼン、営業、面接などのパフォーマンス能力、説得力が高まる。
③想像力、記憶力、集中力などが上がるため、企画力や仕事の処理スピード、正確性が格段に上がり、ハイクオリティの仕事を行うことが可能になる。
④神経伝達物質（アナンダミド）が分泌され、斬新なアイデアや新しい価値を生み出す力（イノベーション）が高まる。
⑤没頭する力が高まり、時間感覚が変わる。
⑥アイテムとの一体感が起こる（パソコンがまるで自分の身体の一部のようになる）。
⑦傍観者の感覚を作り出せる（物事や空間を俯瞰する感覚が生まれるため、冷静な判断が可能になる）。
⑧チーム全体のチームワークが高まる。チーム全体、企業全体がゾーンに入る状態が作り出せる（このチーム全体がゾーンに入る現象をグループ・フローと言います）。
⑨環境適応力やコミュニケーション能力が高まる（部署の異動や転職などをしてもす

ぐに順応できる能力が高まります）。
⑩モチベーションが上がる。
⑪不眠や睡眠の質を改善させる。
⑫メンタルの不調を改善する。
⑬血圧の正常化（血圧は感情やストレスとも関連が深いため、血圧の正常化はメンタルの安定に繋がります）。
⑭反芻《はんすう》思考を改善する（ネガティブな思考が頭の中をぐるぐると駆け回る思考を止める効果があります）。
⑮恐怖心を取り除く効果、痛みを感じにくくする効果もあり、思いきった挑戦が可能になる。
⑯所作、身体感覚が研ぎ澄まされる（日常の所作や立ち振舞いが、俳優やモデルのように美しく、存在感の高いものになります）。
⑰超ゾーン状態の思考（思考のフロー）が発動。脳の記憶の貯蔵庫が解放され、知識やアイデアが無限に湧き出てくるような現象が起こる（6章で詳細に解説します）。

等々の様々な効果がありますが、おそらく皆さんが望まれるほとんどのパフォーマンスの問題を根本的に解決してゆくことになるはずです。

超ゾーンはパフォーマンスの万能薬なのです。

また、ゾーンは一部の天才だけが入れるものだと世間では思い入まれていますが、そうではありません。これは誰にでも出来ることなのです。

なぜなら全ての人の脳にはリアルな光を発動させる機能と、脳内の神経伝達物質を放出させる能力があるからです。そして、この機能に天才も凡人もないのです……。

遅ればせながら筆者は武田梵声と申します。私はこれまで世界最高の瞑想理論とされるエラノス理論をその日本の総本山とされる國學院大學で学び、長年にわたり研究してきました。

國學院大學は世界ではじめて芸能学というパフォーマンス理論を生み出した大学としても知られており、私はエラノス理論に基づいた瞑想とパフォーマンスの結びつきについてをテーマに研究してきました。

パフォーマンスと瞑想というと、少し解離したイメージのある方が多いかと思います。しかし、歌、ダンス、演劇はエラノス理論の超ゾーンに入ることで、はじめて本物（レベルの高いもの）になるのです。

そしてその後、私は更にインド哲学、インド瞑想研究を専門とする大学においても研究をすすめ、エラノス瞑想が現在一般に流布しているマインドフルネスやヨーガより遥かにレベルの高い瞑想であり、最も科学的な瞑想と呼べるものであることを明らかにしたのです。

私はこの神経科学的なリアルな光を見るエラノス瞑想で、これまで数多くの方達に指導してきました。

その数は、瞑想指導者、ヨーガ指導者、僧侶、精神科医といった方たちへの瞑想指導法の教授をはじめ、俳優、声優、歌手、ダンサー、古典芸能、民俗芸能、民族音楽といった様々なジャンルのパフォーマー、およそ3万人以上に及びます。

そして劇団四季、宝塚、帝劇のメインキャストの輩出、紅白出場歌手、日本レコード大賞受賞歌手の輩出、著名なタレント、声優、歌手、古典芸能者の輩出、世界的な民族音楽コンクール、民謡コンクールの受賞者などを多数輩出してきました。エラノス瞑想による超ゾーンの効果はこのような実績からも明らかでしょう。

また、ビジネスパーソンの方々への指導も行ってきており、プレゼンテーションのコンクール受賞者も数多く輩出してきております。

私が本書を書こうと思った最大の理由は、この客観的なリアルな光を見ることで超ゾーンに入ること、そしてその超ゾーンに入るための客観的なリアルな光を見る瞑想を皆さんに伝えたかったからです。

現在瞑想は未だかつてないほどブームになっております。しかしマインドフルネスやヨーガあるいはゾーンなどの瞑想トレーニングやメンタルトレーニングの流行から20年以上の時が経過したにも関わらず、瞑想やゾーンにおいて一番大事で一番強力な方法が伝わっていなかったのです。

実は、世界最高の瞑想研究機関であるエラノス会議が世界中の全ての瞑想やゾーンのテクニックを研究してゆく中で、究極の瞑想理論、ゾーン、瞑想の奥義と呼ぶべきものが発見されたのです。

超ゾーン瞑想で一番重要なことは、超ゾーンに入るためには、神経科学的なリアルな光を見る瞑想をすることです。

逆に他のことがいくら表面上は出来てきても、この光が見えてこないならば、皆さんの中にはまだまだ伸び代があり、使いこなせていない潜在能力があるということなのです。

繰り返しますが、この一般的なゾーンを遥かに超えたレベルの高い超ゾーンに入るには、神経科学的なリアルな光を見ることなのです。これが世界最高とされるエラノスの瞑想科学が導き出した瞑想とゾーンの奥義なのです。

この超ゾーンでは脳内に10種類以上の神経伝達物質が放出され、それにより斬新なアイデア、想像力、集中力、思考力、身体能力の強化、圧倒的な存在感などなどのパフォーマンスの万能薬としての状態が発動するのです。

これによりプレゼンテーションや営業のパフォーマンス、集中力は飛躍的に高まります。他にも新しい価値を作り出す力であるイノベーションや、斬新なアイデアを作り出すアナロジーの思考（普通なら関係のないと思われているものを結びつける思考能力）、チーム全体、企業全体がゾーンに入るといった現象（グループフロー）も超ゾーンにより最高のレベルで行えるのです。


また、この神経科学的な光による超ゾーン瞑想はビジネスパーソンやアスリートにとどまるものではありません。芸能、芸術、学問、日常のコミュニケーション、恋愛まであらゆる分野に多大な効果を発揮するものです。

COVID-19のパンデミック以降メンタルの不調、心身の不調を訴える人も急増しております。超ゾーン瞑想は、メンタル改善、心身の解放の効果も高いのです。

神経科学的リアルな光を見る超ゾーン瞑想は、そういった世の中の状況にも大きく貢献出来るはずです。

本書の神経科学的な光を見る超ゾーン瞑想が、皆さんのお役に立てるなら著者としてこれほどうれしいことはありません。

武田　梵声

本書の使い方と注意点
本書の瞑想メソードは安全性に考慮したものですが、基礎疾患をお持ちの方、重度なメンタル疾患の方などは、医師などにご相談の上、慎重に行うことをお勧めいたします。瞑想メソードを行う際は絶対に無理をなさらず、問題が発生した際にはすぐに瞑想トレーニングを中断して頂きたく存じます。あくまでも自己責任でお願いしたく存じます。本書は一切の責任を負いかねます。

神経科学的光の瞑想――世界最高のエラノス理論で超ゾーンを実現する：目次

第2章　神経科学的なリアルな光を見て超ゾーン状態になる！　実践・超ゾーン＝フォスフェン瞑想トレーニング（初級編）

第3章　目的別のゾーンタイプの実践（中級編）

第4章 超ゾーン=フォスフェンの精度を高めてゆく瞑想法！（上級・達人編）

第5章　超ゾーン＝フォスフェン瞑想の極み「アルティメット超ゾーン」に入る瞑想（超達人編）

第6章 （理論編） 世界最高の瞑想理論 【エラノス会議の瞑想理論】

第1章

神経科学的な光を見る
超ゾーン＝フォスフェン瞑想で
究極のパフォーマンス能力を手に入れる

これまでにない圧倒的な瞑想と圧倒的なゾーンにより究極のビジネス・パフォーマンスを手に入れる！

ビジネスにおけるビジネス・パフォーマンスに関する書籍、瞑想やゾーンに関する書籍はこれまでにも数多く出版されてきております。

しかし、瞑想やパフォーマンスの世界最高の理論とされるエラノス理論を長年研究してきた筆者からすると、対症療法的なものがほとんどだと見ています。根治に繋がるようなものは、瞑想やゾーンの名著とされてきたような書籍も含めても、残念ながらこれまでのところほとんど存在しておりません。詳細は6章で解説しますが、これまでの瞑想やゾーンの書籍の理論や研究が極めて狭い分野に偏っていたことが原因かと思います。

そのため、根本的なところは解決せずに対症療法的になってきていたわけです。

そもそもマインドフルネスやヨーガに偏りがあったことも問題かと思います。

なぜなら一般に広まっている既存の瞑想よりも遥かに強力な瞑想があり、アスリート業界が知るゾーンを超えた超ゾーンの領域があるからです。

おそらく本書は未だかつてないレベルの瞑想とゾーンで、皆さんのパフォーマンス力を解放する書物になるでしょう……。

マインドフルネスやヨーガを遥かに超える瞑想で、ゾーンを超えたゾーンである超ゾーンに入り、読者諸氏の中に眠る究極のビジネス・パフォーマンス能力を解放させるのが本書の目的なのです。

ビジネスにおける必要なスキルと悩みの解決法

ビジネス・パフォーマンスすなわちプレゼン、営業、コミュニケーション、環境適応力、企画力、イノベーション、思考力、即興力、リーダーシップ等々、これらのパフォーマンスを飛躍的にアップするには、ゾーンに入ることです。

また、ゾーンに入るには瞑想をすることです。

「なんだ、そんなことか……」と思った方は本書は必読でしょう。

先ほども申し上げたように、これまで世の中で発表されてきたゾーンも瞑想も残念ながらあまりレベルの高いものではありません。それは専門書も含めてです。

●エラノス理論

この名前をご存知でないならば、おそらく皆さんにはまだまだ未開発のパフォーマンス能力が相当眠っているはずです。それは、これまで様々な瞑想やヨーガのトレーニングをしてきた方やゾーンに関するトレーニングをしてきた方であっても同様です。

この究極の瞑想理論であるエラノス理論による神経科学的瞑想とゾーンを超えた超ゾーンのテクニックこそ、瞑想科学の究極とされ、人類史上最高のものとされているものなのです。

エラノス理論や最新の神経科学から導きだされたゾーンに入るためのただ一つの条件、それは光を見ることです。光があるはずのない真っ暗な部屋の中でフラッシュを焚いたようなリアルな光を見ることです。

そんな神秘的なことが出来るわけがないと思う方も多くいるかと思いますが、ゾーンに入ったアスリートからリアルな光が見えるという報告はかなりあるのです。

ゾーン研究の草分けの一人として知られているゾーン研究者マイケル・マーフィーは数多くのアスリートがゾーンに入った際に光を見る現象を体験していることを報告しています。

この光の現象は実は神経科学的な現象（ニューロンの発火）であり、誰にでも起こる現象であることが解っています。

この現象の面白い点はニューロンの発火を実際に見ているという点にあります。

研究者の中には脳の中を見ている現象といった表現をしている方もいます。

では、なぜリアルな光を見るとゾーンに入ることが出来るのでしょうか?

この光を見た状態になり、その光の精度を高めてゆくと私達の脳ではエンドルフィンをはじめとした様々な神経伝達物質が分泌されてゆきます。

神経伝達物質とは、集中力、身体能力の向上、リラックス、幸福感、コミュニケーション、想像力、記憶力、思考力といったあらゆるパフォーマンス能力を高める効果のある脳内の物質で、様々な種類があり、１００種類以上あります。その内、瞑想やゾーン、パフォーマンスに関連すると考えられているものは数十種類とされていますが、本書ではその中でも特に効果の高い10種類の神経伝達物質の具体的な出し方を主に解説してゆきます。

神経伝達物質は同時に数種類を分泌させることも可能であり、一つ一つでも強力な神経伝達物質がカクテルされてゆくことで、とてつもない力を発動させてゆきます。その効果は掛け算と言われており、何百倍にもなってゆきます（実際に数百倍の効果を表すエビデンスがあります）。いわばゾーンを超えたゾーン……、超ゾーンが発動されてゆくのです。

また、このリアルな光を見る現象には様々な名称があります。

代表的なものはフォスフェン、あるいはエントプティック・フェノメノンと呼ばれています。日本語では、眼閃や眼内閃光になります。

フォスフェンとエントプティックは厳密にはやや異なる現象なのですが、共に瞑想やゾーンの究極状態で発動する神経科学的な光の現象です（フォスフェンもエントプティックもこの神経科学的な光を表す極めて重要な言葉ですので、本書では、この神経科学的な光の現象をフォスフェン≒エントプティックと表記したいと思います）。

このフォスフェン≒エントプティックを最も手っ取り早く体験する方法に、暗い部屋で眼球を軽く押す、軽く目を擦るなどがあり、人によっては、すぐにでも光や虹、幾何学模様を見ることができ、この精度を高めてゆくと私達の脳ではエンドルフィンをはじめとした様々な神経伝達物質が分泌されてゆき、カクテルされてゆきゾーンを超えたゾーンいわば超ゾーンが発動されてゆくのです……。

これから世界中の全ての瞑想を科学的に研究した、世界最高の瞑想理論とされるエラノス理論による超ゾーン発動の神経科学的光のテクニックを、分かりやすく皆さんにお伝えいたします。

「エラノス理論なんて難しそうだな?」と思ってしまった方も心配はご無用です。なぜなら読書諸氏の多くはすでにエラノス理論入門と呼べるものを何度も観てきているからです。

例えばSF映画の金字塔とされている『ブレードランナー』や『マトリックス』や『12モンキーズ』は実はエラノス的な作品とされています。

『スターウォーズ・シリーズ』をご覧になった方も多いかと思いますが、実はスターウォーズはエラノス理論から影響を受けて作られたものなのです。

『スターウォーズ』が好きな方は神話研究者ジョーゼフ・キャンベルから『スターウォーズ』が影響を受けていることをご存知かと思いますが、キャンベルはエラノスの中心メンバーの一人でありました。

『スターウォーズ』は日本の漫画やアニメにも多大な影響を与えており、日本のサブカルチャー全体がそもそもエラノス的であると指摘している研究者もいるほどなのです。

ざっくりと申すならば『エヴァンゲリオン』『攻殻機動隊』『デビルマン』『ウルトラマン』『ドラゴンボール』『ナルト』『ドラゴンクエスト』『ファイナルファンタジー』藤子不二雄作品等々どれもエラノス的なのです。どの辺りが？　といったことは、今ここで解説していると煩雑になるので、ここではエラノスの基本的な考え方は実は日本の大衆の間に浸透している考えだということを押さえておいて頂ければ問題ありません。

ゾーンとは何か？

超ゾーンや神経科学的な光（フォスフェン≒エントプティック）の前に、まずは一般的な意味におけるゾーンとは何かということを解説しておきましょう。

ゾーンとは、一般にアスリートが極限の集中力を発揮し、通常の何倍ものクオリティでプレイが出来るような状態を言います。いわゆる火事場の馬鹿力のことであるとも言われています。

一方で、ゾーン研究の代表的な研究者の一人であるミハイ・チクセントミハイは、そうした一般に知られている精度の高いゾーンとは別に、特別な訓練をしていない一般のビジネスパーソンのおよそ33％が仕事中に軽度なゾーンに入っているという研究結果を発表しています。

従って読者諸氏も軽度なゾーンは何らかの形で経験している可能性があるのです。

こうした軽度のゾーンはちょっとしたコツで入ることが可能と考えられています。以下のようなことを行ってみるとゾーンというものが決して特別な天才だけのものではないのが実感出来ると思います。

軽度なゾーンに入る方法の代表的な例としてチクセントミハイは以下のようなものを挙げています。

●眩暈《めまい》

子供の時によく遊んだ方も多いかと思いますが、その場でぐるぐると旋回運動をしてみます。これは長時間行うと瞑想効果も高くなります。

●美味しいものを食べる

美味しいものを食べた時にも神経伝達物質は放出され、軽度のゾーンは発動します。

●驚きや発見

何か新たな発見をした時、難しい問題を解いた時に軽度のゾーンが発動します。いわゆるアハ体験と呼ばれるものでニューロン発火が脳の広範囲で起こると言われていますが、これから皆さんが学ぶリアルな光を見る超ゾーンは一般的なアハ体験の約3000倍～6000倍以上も強力なゾーンであることが、神経科学的な研究から明らかにされているのです。

チクセントミハイは、他にも競争、賭け、模倣、読書などもゾーンを発動させるとしています。

ライバルと競争している時、賭けに勝った時、感動する書物に出会った時に私達の脳内では神経伝達物質が放出され、気分は高揚し、軽度なゾーンの発動は起こると考えられているのです。

いかがでしょうか？

軽度なゾーンの発動であれば皆さんにも経験があるのではないでしょうか？

一方、チクセントミハイは、精度の高いゾーンに入る割合は国民全体の1%以下であることを示唆していますが、別の研究によれば、アメリカ人口の5%にあたる人々は神経科学的な光（フォスフェン）の体験があり、その状態を体験しているものは精神状態は極めて健康であり、パフォーマンス能力も極めて高いことが報告されているのです（すなわちアメリカ国民の5%が精度の高いゾーンを経験しているのです）。

これから皆さんに伝授する神経科学的光による超ゾーンのテクニックは、このフォスフェン≒エントプティック（光）を自在に発動させ、精度の高いゾーンに入れるようにするものです。

このフォスフェン≒エントプティックを発動させた超ゾーン・テクニックがビジネスパーソンの間で広まれば、日本はビジネスパーソンのゾーン大国になることは間違いないでしょう。事実チクセントミハイは、日本をはじめとした東洋はかつてゾーン大国（すなわち禅やヨーガ、武術などの身心の修行法の水準が高く、変性意識に入るための高度なテクニックの伝統があると報告しているのです）であったと述べており、その点ではまだ欧米人は赤子のようなものであり、欧米は東洋に比べ遥かに遅れていると語っています。

すなわち、我々はそもそもゾーンに入りやすい文化的な下地があるのです。

そして、これから我々はチクセントミハイが高度な瞑想テクニックと称した東洋のゾーン・テクニックをも遥かに超える瞑想とゾーンのメソードを学んでゆきます。

「本当にそんな方法があるのか？」と疑問に思う方もいらっしゃるかと思いますが、エラノス理論と呼ばれる伝説的な瞑想科学の理論がそれを可能としたのです（エラノス会議、エラノス理論については6章で詳細に解説します）。

エラノス理論を生んだ、エラノス会議は地球上の古今東西ほとんど全ての瞑想、メンタル訓練、身体訓練を集大成し、それを学際的（あらゆる学問分野を集大成）、神経科学的に研究したのです。

そのエラノス理論から導き出された方法こそ、神経科学的な光（フォスフェンやエントプティック）を見る瞑想と、それにより発動する超ゾーン＝フォスフェンのテクニックなのです。

瞑想とは何か?

先ほども申し上げたように、フォスフェン≒エントプティック発動の瞑想や超ゾーンの前にまず一般的なゾーンと瞑想についての基本を押さえておく必要があると思います。ゾーンについては解ったかと思いますので、ここでは、そもそも瞑想とは何か?ということにも少し触れておきたいと思います。

瞑想というのも様々な形態がありますが、日本におきましても2000年代頃からヨーガ(ヨガ)ブーム、2010年代からはマインドフルネスブームが起こってきており、瞑想がかなり大衆的なものになってきていることが窺えます。

瞑想の歴史は古く、少なくとも3万年以上前からあり、石器時代(旧石器時代)からあったと考えられておりますが、基本的な瞑想の構造は呼吸法、倍音(声や言葉、楽器)、集中(何かを凝視するなど、これを固定型瞑想と言います)、心の流れを観察する(これをアクティブ・イマジネーション型瞑想と言います)、ドラムの速いリズム、ドラムの低音(低周波音)、舞踊、身体技法などを使って意識や身体を自在にしてあらゆる身体レベル、意識レベルになれる状態を獲得するためのテクニックとまとめることが出来ます。

瞑想の科学的研究も19世紀から行われておりますが、瞑想の一般書で神経科学が流行するのは１９９０年代に入ってからです。

ただし、これまでのほとんどの瞑想関係の書籍は問題があるかと思います。

これまでの瞑想の書籍の問題点は、瞑想実践者が書いたものは極めて感覚的なものに偏りがある傾向があり、精神科医や脳科学の先生が書かれたものは、少し過保護すぎる内容のものがほとんどでした。

これはお医者さんが書かれたパフォーマンス理論書の全般に言えることですが、おそらくは安全性を重視するあまり、あまりにもあれも危険、これも危険としすぎる点にあるかと思います。

ゾーンに入った証は神経科学的な光（フォスフェン≒エントプティック）を見ること

ビジネス・スキル、ビジネス・パフォーマンスを抜本的に解放するには、ゾーンに入ることが必要ということは、解ったかと思います。

対症療法ではいつまでもクオリティの高いビジネスパフォーマンスは出来ません。これは少し考えれば解ることですが、例えば料理をする際に毎回毎回調べながら行うのではそもそも料理の基本が出来ていないわけです。

しかし、料理の基礎を鍛練しておけば、自動的にクオリティの高い料理を作ることが出来ます。

要するに何か問題が起こる度に一回一回対症療法的に行うよりも、そもそも元々のパフォーマンス力そのものを高めておけばあらゆる問題に自動的に対応出来ますし、クオリティそのものも根本的に上がるわけです。

そのビジネス・パフォーマンスの基礎体力を高め、更には究極的なパフォーマンスまでに至るためにはゾーンに入るわけですが、ゾーンに入る条件、ゾーン発動のトリガーについてはこれまでも様々言われてきております。

ゾーン研究の代表的な研究者であるチクセントミハイはＣＳバランスを重要なゾーンに入るための条件として考えております。

ＣＳバランスとは、Ｃ（チャレンジ）、Ｓ（スキル）のバランスを意味しています。すなわち挑戦と技術のバランスです。ですからあまりにも無謀過ぎる課題やプロジェクトですと、ＣＳバランスが悪すぎてゾーンに入れない可能性が上がってしまいます。

ＣＳバランスの基本は通常の身心の状態のスキルだと少々難しい課題というのが、基本になります。そうするとその僅かな実力差を埋めようとゾーンが発動するわけです。

ゾーンに入ると時間感覚の変化、一体感（例えば自転車に乗っている最中にゾーンに入ると自転車と自身が一つになったように感じる）などがあります。

これは頭頂葉の変化が関係していると考えられています。頭頂葉は空間認識や自分と外界の認識などに関わっていますが、瞑想状態やゾーン状態では頭頂葉に大きな変化があることが確認されているのです。

ただ、こうした従来のゾーンの条件と考えられてきたものはどれも自分で確認することは難しく、また、主観的で曖昧になりがちです。

誰にでも簡単かつ確実にゾーンに入ったことが解る唯一にして最大の証拠として神経科学的に解明されているのが、神経科学的な光（フォスフェン≒エントプティック）を見るという現象です。

フォスフェン≒エントプティックが見えるようになり、その精度をあげてゆきますと、エンドルフィンを中心に様々な神経伝達物質はカクテルされ、とてつもない力が発動されます。

超ゾーンの効果として代表的なものには、思考のフロー（ゾーン）などと呼ばれる状態があります。

この思考のフロー（ゾーン）が発動しますと側頭葉などの脳の記憶の貯蔵庫が解放され、

これまでの記憶が溢れ出てくるような現象も起きます。
普段あまり使っていない情報や記憶が溢れ出てくるので、様々なアイデア、交渉力、営業力、プレゼン力があがるのです。

では、具体的な神経科学的な光（フォスフェン≒エントプティック）の発動方法を見てゆきましょう。

神経科学的光の瞑想！超ゾーン＝フォスフェン瞑想の具体的なやり方

神経科学的な光の超ゾーン瞑想の詳細な訓練は2章で行いますが、ここではざっくりと神経科学的光の瞑想法である超ゾーン＝フォスフェン瞑想の最も代表的なトレーニング方法を確認してゆきましょう。

超ゾーンの要でありますニューロンの発火発動（フォスフェン≒エントプティック）の

コツは2つです。

暗闇（真っ暗な空間）と、息を止めることです。

基本は眉間または、胸のあたりに光をイメージしてゆきます。

最も基本的なやり方として、暗闇で1セット30秒～1分ほど息を止めながら、胸の真ん中、もしくは眉間に光をイメージします（30秒息が止められない人は5秒息を止めるからはじめて、少しずつ止める時間を長くするのでも問題ありません。無理のない範囲で行うことが大切です）。

これを5分～15分行います（部屋を暗くしますが、可能な限り僅《わず》かな明かりもないようにします。暗ければ暗いほど効果は高くなります。１００円の安眠マスクなどで目隠しをするなども効果が高まりますので、これらがあるとベターです）。

前述の光の瞑想トレーニングを行ってゆきますとイメージの光がだんだんと（あるいは突然）具体的なリアルな光に変わってゆきます。これが神経科学的な光であるフォスフェンやエントプティックの発動であり、ニューロンの発火を直接的に見ている状態、脳内を見ている状態であり、超ゾーンが発動した状態になります。

1回の瞑想トレーニングではフォスフェンの発動が起きない人もいると思いますが、焦らずにトレーニングしてゆくとフォスフェン≒エントプティックの発動が起こってきます。

神経科学的光の瞑想、超ゾーン＝フォスフェン瞑想の効果

イメージの光が、だんだんと具体的なリアルな光に変わり、光を見る、虹を見る、色を見るという神経科学的な現象（フォスフェン≒エントプティック）が発動してゆきます。

この状態は様々な神経伝達物質が強力に分泌された状態でもあります。神経伝達物質は

心身を活性化させパフォーマンス能力を高める効果があります。

フォスフェン≒エントプティックによる神経科学的な光が発動することで分泌される神経伝達物質の代表的なものには以下のようなものがあります。

心を落ち着けるセロトニンやモチベーションを高めるドパミン、身体能力や集中力を高めるアドレナリンやノルアドレナリン、悟りや極限集中状態に関係が深いとされ、想像力を高めるエンドルフィン、愛情やコミュニケーション力と関係が深いオキシトシン、幸福感や高揚感、斬新なアイデアと関係するアナンダミド、他にもエンドルフィンと同様の働きをするエンケファリン、エンドルフィンの50倍強力とされ、神経伝達物質の大型爆弾とも称されているダイノルフィンといった様々な神経伝達物質が超ゾーン＝フォスフェン発動時には放出されます。

また、超ゾーン＝フォスフェン発動時には更にその掛け合わせも起こります。一つずつでも強力な効果のある神経伝達物質ですが、いわば、その神経伝達物質のカクテルのような現象が起こると考えられているのです。更には精度の高いゾーンではエンドルフィンの分泌が通常の数百倍の放出になることも、報告されているのです。

また、超ゾーン＝フォスフェン瞑想では、以下のような脳内の機能の変化が確認されています（6章で詳しく解説します）。

- 呼吸や意識の覚醒など、人の最も原始的な力と関係するとされる脳幹の活性化
- 聴覚、視覚、記憶、言語に関係する側頭葉の活性化
- 空間認識や身体感覚と関係する頭頂葉の変化
- 視覚や色彩に関係する後頭葉の変化
- 側頭葉、海馬などの脳の記憶と関連する部位や脳の記憶の貯蔵庫が解放され、思考のフロー状態が発動する。（アイデアが無限に溢れ出る現象）

などの脳の部位に活性化や変化が見られることも解っているのです。

神経科学的光の瞑想、超ゾーン=フォスフェン瞑想はビジネスのスキルやパフォーマンスにどのように活かせるのか？

神経科学的光による超ゾーンに入り、脳内の神経伝達物質を自在に出せるようになれば、心身が解放され、プレゼンや交渉、面接の身体性、所作、発声力、思考力、集中力、存在感が高まります。

また、エンドルフィンは記憶、想像力、学習能力などを向上させる効果、緊張、ストレスを緩和する効果があるため、社内企画のアイデアが浮かびやすくなる。交渉、プレゼン、コミュニケーションで過度に緊張しないなどの効果が期待出来ます。

また、この基本的な神経科学的光の超ゾーンを中心に更に目的別に5つのゾーン・タイプがあります。

●超ゾーン=フォスフェン・タイプ1（セロトニン・モード）

心を落ち着かせるセロトニンが分泌され、プレゼンや交渉における不安や緊張やストレスを緩和し、リラックスさせる効果があります。また、メラトニンを分泌させ、不眠の改善、睡眠の質を高めます。

●超ゾーン＝フォスフェン・タイプ2（戦闘トランス・モード～アドレナリン・ノルアドレナリン・モード～）

アドレナリン、ノルアドレナリンを分泌させた狭義の火事場のバカ力、狭義のゾーンとなります。集中力、身体能力が高められ、プレゼンなどのパフォーマンス能力を高めます。

また、精度を向上させた戦闘トランスモードでは愛情ホルモンであるオキシトシンなども分泌されてゆきます。

オキシトシンはビジネスにおいてはコミュニケーション能力を高める効果があります。

●超ゾーン＝フォスフェン・タイプ3（アナンダミド・モード）

アナンダミドは聞き慣れない人も多いかと思いますが、神経伝達物質の一つです。意外に感じるかもしれませんが、アナンダミドは昨今は若者の間で流行している神経伝達物質なのです。

総合ディスカウントストアであるドン・キホーテでもコーナーのある大ヒット商品にCBDというものがあります。

ドン・キホーテでCBDグミとかCBDオイルというのを目にしたことがある方も多いかと思います。だいたいのドン・キホーテのレジ前やレジの横に置いてあるお菓子の中にCBDグミはあります。

CBDは不眠の改善やメンタル改善の効果があるとされており、10代、20代の若者の間で流行しているものなのです。そして、このCBDの効果の一つがアナンダミドの分泌なのです。

ただ、CBDは人によっては怪訝に思うかもしれません、なぜならCBDとは大麻だからです。

「大麻がドン・キホーテで販売されているの?」と思うかもしれませんが、大麻の成分にも色々あり、その中のTHCという成分が法律で禁止されているのであり、CBDに関しては、昨今その健康効果は医療現場からも注目されているものなのです。

もちろんＣＢＤは違法でもありませんし、いわゆる脱法ドラッグや危険ドラッグのように法律には引っ掛からないし、危険性のあるものでもありません（ただし、ＣＢＤの研究は歴史が浅いため今後のことは解りません、また一部のメーカーのＣＢＤに違法成分ＴＨＣが混入しており、問題になったこともあります）。

このＣＢＤにより分泌されるというアナンダミドには、リラックス効果、記憶力を高める、高揚感、恐怖心を取り除くなどの効果があり、こちらもコミュニケーション能力を高める効果もあります。

また、アナンダミドにはアナロジーの思考を高める効果が期待されています。アナロジーというのは、なぞなぞ遊びのように本来関係ないものの共通点を発見して結び合わせる思考法で、人の気づかない斬新な発想を生み出す思考力の源と考えられており、昨今ビジネスパーソンからも注目されている思考法です。

いわゆるイノベーション（新たなビジネスモデルの創造、新たな市場、組織改革など）を生み出す基本的思考法の一つとも考えられています。

また、このタイプの精度が上がることで脳の記憶の貯蔵庫が解放されて、思考が無限に溢れ出てくる思考のフローの発動が起こります。

●超ゾーン＝フォスフェン・タイプ4（エンドルフィン・ドパミン・モード）

エンドルフィンやドパミンが分泌され、想像力、記憶力、アイデア力、集中力、モチベーションなどが上がります。またこちらのタイプもイノベーションへの効果が期待出来ます。

●超ゾーン＝フォスフェン・タイプ5（スパイク・ニューロン・モード）

本格的なニューロン発火発動（フォスフェン≒エントプティックの精度向上）が起こり、エンドルフィン分泌が強化され、アナンダミド、ドパミン、ノルアドレナリン、アドレナリン、あるいはアセチルコリン（アセチルコリンもアイデアに関連した神経伝達物質です）といった様々な神経伝達物質がカクテルされてゆき、超ゾーン＝フォスフェン・タイプ1〜4の全ての効果、効能をバランスよく含む、マルチ・タイプとなります。

本書が推奨する狭義の神経科学的光を発動させた超ゾーン＝フォスフェンに入った状態

とはこのタイプを指します。

また、この超ゾーン＝フォスフェン・タイプ5には更に精度の高い状態が存在し、アルティメット超ゾーン（フォスフェン≒エントプティックのアルティメット・ステージ）と呼ばれる状態へと精度アップが可能なのです。

アルティメット超ゾーンにおいては、エンドルフィンと同様の効果を持つ至福物質であるエンケファリンや神経伝達物質の大型爆弾とされるダイノルフィンが分泌され、更にエンドルフィンの分泌も通常の数百倍に放出されてゆきます。

ビジネス・パフォーマンスの目的にあわせて上記の超ゾーン＝フォスフェン・タイプを使い分けてゆくことで、更に効率的なビジネス・パフォーマンスを行ってゆくことが出来るのです。

神経科学的な光（フォスフェン≒エントプティック）は具体的にどんな風に見えるのか？

瞑想やゾーンの奥義とされるフォスフェン≒エントプティックが光や虹がリアルに見える神経科学的な現象だということは解ったかと思いますが、ここではより具体的にどんな風に見えるのかを解説してゆきましょう。

この現象を明らかにした代表的な研究者にプルキニェ（生理学）、クリューヴァー（心理学者、神経解剖学）、クノール（電気技術者、神経生物学）、シーゲル（精神薬理学）、などがいますが、彼らの研究についても6章で詳しく解説してゆきますが、本章ではざっくりとしたフォスフェン≒エントプティック現象を捉えてもらいたいと思います。

フォスフェンやエントプティックのバリエーションというのも実は様々であり、また、様々なレベルがありますが、初歩的なレベルのフォスフェン≒エントプティックは主にぼんやりとした光や虹色、幾何学模様、あるいは格子模様やクモの巣状の模様、トンネル型、螺旋型、（格子、クモの巣、トンネル、螺旋は典型的な神経科学的な光のパターンでフォームコンスタントと呼ばれています。）、ギザギザ模様、ジグザグ状、振動パターン、ドット模様などの光のパターンがあり、強力なフォスフェンやエントプティックではフラッシュを焚いたような明るさの光になってゆきます。

また、これらのフォスフェン≒エントプティックの大きさは大小様々に発動してゆきます。実感としての距離感はだいたい読書時の本と自分自身との距離にある感覚になります。

場合によっては光の数字、言葉、文字として現れてくる場合もあります。これは紡錘状回という数字や単語の認知や色情報を司る脳の機能が関係していると考えられますが、瞑想科学においてフォスフェン≒エントプティック現象の一部と考えられております。似たような現象（数字、文字のビジョン）は共感覚を持っている方にも起こる現象です。共感覚とは音を聴くと色が見えたり、文字に色が見えたりする現象で、宮沢賢治が共感覚者であったというのは有名です。共感覚においても紡錘状回の反応が確認されています。

これらフォスフェン≒エントプティックは単純にこの世のものではないほどに綺麗で強烈なインパクトがございますので、発動すればすぐに解ります。逆にこれはフォスフェンかな?と迷うような場合は間違いである可能性が高いかと思います。

世界最高の瞑想理論とされているエラノス会議の中心メンバーにはフォスフェン≒エントプティック理論の世界的権威であるマックス・クノールがいました。クノールのフォスフェン≒エントプティック理論を中心に、様々な研究者のフォスフェン≒エントプティック理論がエラノス会議に取り入れられ、究極の瞑想理論が生まれたのです。

フォスフェン≒エントプティックが発動した時の基本的なパターン

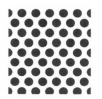

ドットパターン

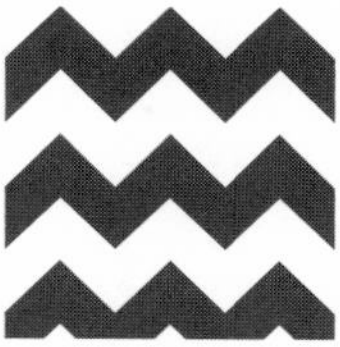
振動パターン

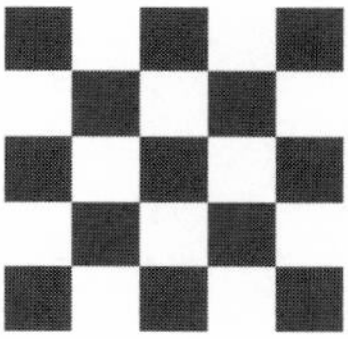
格子パターン

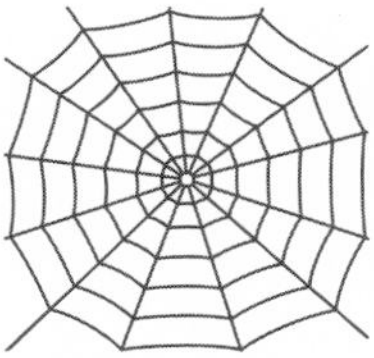
蜘蛛の巣パターン

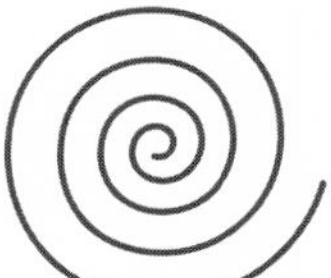
渦巻きパターン

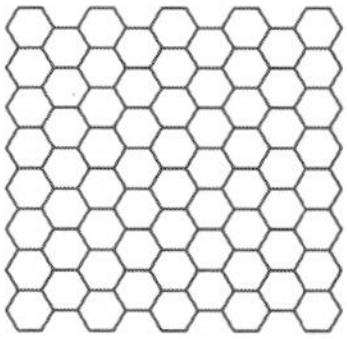
ハニカムパターン

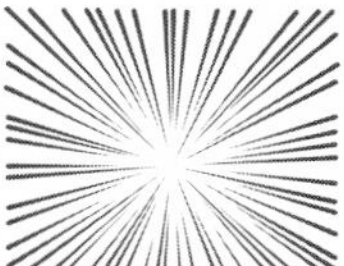
トンネルパターン

イラストの解説：瞑想の奥義、ゾーンの奥義とされるフォスフェン≒エントプティックが発動した時の基本的なパターンは上記のようなものになります。この見え方と種類を体系化したのは主にクノールとクリューヴァーの神経科学的研究によるものです。

手っ取り早くゾーンに入るいくつかの方法（日常でたまたま入ったゾーン）

実際のゾーンや瞑想のトレーニングに入る前にまずは生活のちょっとした瞬間にゾーンの発動は起こっているということを改めて確認してゆきましょう。ゾーンは決して特別な才能から発動されるものではなく、誰の中にでも眠っている潜在能力なのです。

日常の中で軽度なゾーンに入りやすい代表的なものは先ほども紹介しましたが、その中でも特に重要なものをここでは、紹介しておきましょう。

まれにですが、日常でたまたま入ったゾーンでも精度が高い場合はフォスフェン≒エントプティックの発動は起こります。

日常におけるゾーンで最も重要なゾーン発動のトリガーが多い場所の一つは遊園地です。ディズニーランドやディズニーシー、USJ、富士急ハイランドなどに行かれる方も多くいると思われますが、こうしたテーマパークの多くの乗り物は、ゾーンを発動させせます。少なくとも精度の低いゾーンは確実に発動しうると言えるでしょう。

この中でゾーン発動のために重要なのは、G（重力）の変化です。特に浮遊感は有名でしょう。いわゆるジェットコースターやバイキングなどの絶叫マシーンで身体がフワッと浮く感覚（マイナスG）です。

あの時に我々の脳はゾーンの一つの形態である戦闘トランスモードと呼ばれる状態になっています。またドパミンやエンドルフィンなども分泌される場合がありますので、かなり強力なゾーン発動マシーンと呼べます。

実際にイタリアの前衛芸術家であるマリネッティは遊園地は意識変容のための場であると述べております。

また、絶叫マシーンに近い浮遊感を起こすとされるスノーボードやサーフィンあるいはブランコなども同様な理由でゾーン発動の効果があります。

特にブランコは歴史も古く実はブランコを使った瞑想は、世界中の瞑想の中でも最高のものの一つと考えられてきました。ブランコを使った瞑想は世界各地の瞑想テクニックの奥義として存在しています。

ブランコは漕ぎかた次第で様々なゾーンを発動させうると考えられます。ハンモックやゆりかごのようなゆったりとした揺らし方でブランコを漕ぐと、いわゆるゆりかご効果と呼ばれる現象により、リラックスした時の脳波であるα波やθ波が出てきますし、エンドルフィンも分泌されます。また、ゆりかご効果は睡眠改善や記憶力向上にも効果があるとされています。

もう一つ紹介しておきましょう。遊園地と並び、もう一つ日常の中でゾーンに入れる可能性の高い場所がクラブです。クラブでかかるＥＤＭ（エレクトロニック・ダンス・ミュージック）は意識を変容させる効果が高いと言われています。

その最大の理由はクラブでかかる曲のテンポにあります。クラブでかかる曲にはテンポが２００以上のものも少なくありません、いわゆるハードコアテクノやスピードコア、ガバ、ハードスタイルなどと呼ばれるジャンルがそれに相当しますが、神経科学的な事実としまして、テンポが２００から２２０を超えるドラムは聴くだけでゾーンに入ることが可能です。

アメリカの実験では何の訓練もしていないアメリカ人全員がテンポ２００を超えるドラムを聴いただけでゾーンに入れたことを報告しています。基本的にはテンポ１８０を超えた辺りでアドレナリンやノルアドレナリンは分泌されやすくなり、いわゆる戦闘トランスモードになります。

また、長時間クラブに滞在し、テンポ２００超えのドラムを聴き続ければエンドルフィンの分泌も起こってくるので、クラブは、かなり強力なゾーン発動の場所として機能する筈です。

では、クラブや遊園地に行き、スノーボードを始終している若者はゾーンの達人かというと必ずしもそうではありません。ユング派の心理学者たちはこのような現象をサイトシーイング（観光）と呼んでいます。

要するに意識的に調査旅行として旅行した場合は様々な文化を知識と経験に活かせますが、なんとなく観光に行った場合は知識や経験（使える経験）にほとんどなっていないということです。

ですから皆さんが本書で神経科学的光の超ゾーン＝フォスフェンの瞑想テクニックを学んだ後であれば、ディズニーランドもディズニーシーもＵＳＪも富士急ハイランドもクラブもスノーボードも近所の公園も、全てがゾーンの訓練場になり得るということなのです。

ここで紹介したゾーン発動のための方法は２つです。

Ｇ（重力）の変化とテンポ２００以上のドラムの音を聴くということです。

この条件を持つものは基本的にはゾーンを発動させます。

もちろんＧ（重力）の変化で真っ先に思い付く宇宙飛行士の方たちの多くは宇宙空間で神経科学的な光（フォスフェン≒エントプティック）の経験をしており、ゾーンに入っています……。

また、上記に共通する特徴にスリルがあるかと思いますが、スリルがエンドルフィン分泌の効果があることは、エンドルフィンやダイノルフィンの研究の第一人者であるゴールドシュタイン自身が述べていることです。

手っ取り早く神経科学的な光（フォスフェン≒エントプティック）を見る方法

詳しくは2章の実践編で解説してゆきますが、ここでは、超ゾーンに入るための基本である神経科学的な光であるフォスフェンやエントプティックの発動する時を具体的にいくつか見てゆきましょう。

フォスフェン≒エントプティックを起こす代表的な方法は、暗闇でしばらく呼吸を止めることですが、例えば以下のような時は簡単なフォスフェン≒エントプティックが起こっており、２章の実践編のヒントになります。

暗闇で眼球を軽く押す。
暗闇で目を擦る。
船や飛行機で長時間、海や空を見ている時。

基本的にはフォスフェン≒エントプティック発動の基本構造は、

・視覚情報の遮断。
（暗闇での遮断あるいは、遮断しなくても海や空を見るなどの単純な視覚情報を送り続けるなどでもフォスフェン≒エントプティックは発動します。また、視覚情報以外の感覚遮断も加わると更にフォスフェン≒エントプティック発動の確率は高まり、効果的です）

・意識的に酸欠気味にする。
（意識的な酸欠というのがポイントになります。詳しくは6章で解説いたしますが、一時的な酸欠状態になることで脳の電気興奮性が高まります。あるいはエンドルフィンが活性化するからです。また、意識的に息を止める場合、それにより血中の二酸化炭素濃度が上がります。二酸化炭素は血管を拡張させる効果があり、結果として脳の酸素不足が改善される効果もあります）

基本を押さえた上で様々なフォスフェン≒エントプティック発動瞑想を行ってゆくと良いでしょう。2章〜5章で様々なフォスフェン≒エントプティック発動の瞑想トレーニング、すなわち超ゾーン＝フォスフェン瞑想法を紹介してゆきます。

また、思春期前のお子さんはフォスフェン≒エントプティック発動が起こりやすいので、お子さんがいる方は、眠る際にお子さんに目を閉じると何が見える？と聴いてみると色々とヒントを教えてくれる場合もあります。

他にも風邪で高熱を出した際や偏頭痛、頭をぶつけた時、でもフォスフェンやエントプティックは起こります。これらは瞑想時にフォスフェン≒エントプティックを発動させるヒントになるものです。

日常のちょっとしたフォスフェン≒エントプティック現象からヒントを得て瞑想、ゾーン時にフォスフェン≒エントプティックを自在に発動出来るようにトレーニングしてゆきましょう。

ゾーンを主題にした少年ジャンプの人気漫画からゾーン発動のヒントを得る

ゾーン……余計な思考感情が全てなくなり、プレイに没頭する極限の集中状態……選手の持っている力を最大限引き出すことが出来る反面、トップアスリートでも偶発的にしか経験できない稀有な現象である。

練習に練習を重ねた者だけが、その扉の前に立つことを許され　それでもなお気まぐれにしか開くことはない。

それは、選ばれた者しか入れない究極の領域……。

（『黒子のバスケ』15巻133話より／藤巻忠俊／集英社）

一時期かなりブームになった週刊少年ジャンプの漫画（アニメ）で『黒子のバスケ』という作品がありますが、この作品はゾーンを主題とした最も有名な作品としても知られています。

作中では、青峰大輝というキャラクターが自在にゾーンに入れるキャラクターとして登場します。

上記の『黒子のバスケ』からの引用は、青峰大揮がゾーンに入った際の漫画内での解説ですが、2点ほど気になる点を補足しておきます。

ゾーン、パフォーマンス、瞑想の3つの領域の研究から考えた際に言えることは、ゾーンをテクニックとして獲得した者にとってゾーンは偶発的ではないということ、また、選ばれた者だけの領域ではないということです。

これにはアメリカの人類学者であるエルカ・ブルギニョンの研究を証拠としてあげることが出来ます。

エルカ・ブルギニョンは500以上の先住民社会を研究し、その90％がゾーンに入る瞑想テクニックを持ち、圧倒的なパフォーマンス能力を持っているとの報告をしているのです。

人類学や民俗学をやっていると解ることですが、村人全員がゾーンの達人、瞑想の達人、パフォーマンスの達人である村は世界各地には山のようにあります。

ここから言えることは、ゾーンは偶発的ではなく、テクニックとして発動可能だということと、ゾーンには特別な才能など必要ないということです。

むしろ人の脳の構造を知れば、ゾーンの領域は全ての人の身心に本来備わっているものと考えた方が自然なのです。

上記を踏まえた上で改めて黒子のバスケのゾーン描写を確認してゆきましょう。

黒子のバスケでは、ゾーンに入るとスピード、技の正確さ、状況把握の能力が格段に上がることが描写されていますが、そのあまりに現実離れしたスピードから、読書の中にはバスケ漫画としてリアリティに欠けると思った人もいたようです。中でも黒子のバスケではゾーンに入ると目から光がスパークするのですが、多くの一般読書はゾーンに入っても目から光なんか出ないし！と突っ込みを入れていた方も多かったようです。

ただ、筆者からすれば、黒子のバスケのゾーン描写はかなりリアルであると言えます。確かに視聴者目線では、非現実的に見えますが、（目から光を発し、オーラをまとい、瞬間移動のような超高速なスピードでバスケをプレイをするわけですから……）ゾーンの内的感覚や神経科学的に起こっていることを表現していると考えれば、これらの表現はかなり見事にゾーン状態を表現していると言えます。

これまで何度も申し上げてきたように、ゾーンや瞑想が極まるとニューロンの発火を見ることが出来、リアルな光であるフォスフェン≒エントプティックが発動します。

また、時間感覚が変わるのはゾーンの特徴です。周りのものが止まって見えたり、スローに見えるわけです。ですから自分の身体は軽くなり、自在に動けるような感覚になります。また、ボールと一体化した感覚も起こります。これらには時間感覚に影響を与えるアドレナリンや身体感覚や空間認識能力を司る頭頂葉の変化が関係していると科学的には考えられています。

また、もう一つ神経科学的な光を安定的に発動出来るようになるとオーラをまとったような感覚が起こります。超ゾーン＝フォスフェン・タイプ5の精度を高めるとこの状態が起こります。これは、精神科医として有名なユングや天才論で有名なチェーザレ・ロンブローゾもこの現象を報告しています（これを専門的にサトルボディあるいはセネストパチーと言います）。

また、黒子のバスケにはチーム全員がゾーンに入るダイレクトドライブゾーンという状態があります。これも非現実的なことではなく、現実に可能です。

ゾーン研究の草分けの一人であるチクセントミハイはこのチーム全員がゾーンに入る状態をグループフローと呼んでいます。グループフローのビジネスへの応用はハーバード・ビジネス・スクール教授のジョン・カオなどによっても行われており、チーム全体、企業全体がゾーンに入ることが出来るのです。

（具体的なトレーニング方法と詳細は3章で解説してゆきます）

皆さんも本書で超ゾーン＝フォスフェン発動による神経科学的光の瞑想トレーニングを

してゆきますと、非現実的に思えた黒子のバスケの描写がリアルに実感出来るようになるのです。

その時、皆さんの脳内では神経科学的な光であるエントプティックやフォスフェンが発動し、神経伝達物質がカクテルされ、圧倒的なパフォーマンス能力が解放されてゆくのです……。

第１章のまとめ

パフォーマンスを自在にするには超ゾーンに入ること、超ゾーンに入るには、単なるイメージではない、神経科学的なリアルな光を発動させることです。

神経科学的なリアルな光（フォスフェン≒エントプティック）を発動させるには、暗闇で息を止める瞑想をすることです。

フォスフェン≒エントプティックの発動条件は目隠しなどの感覚遮断により脳の電気興奮性を高めることと、意識的な酸欠、血中の二酸化炭素濃度の増加です。

これらの条件を満たし、超ゾーンやフォスフェン≒エントプティックを発動させるのが暗闇で息を止める超ゾーン＝フォスフェン瞑想なのです。

第2章

神経科学的なリアルな光を見て超ゾーン状態になる！ 実践・超ゾーン＝フォスフェン瞑想トレーニング（初級編）

フォスフェン≒エントプティック発動の2つの条件

さて、いよいよ2章では実際に主観的なイメージではない、客観的なリアルな光を発動させて超ゾーン状態に入る超ゾーン＝フォスフェン瞑想（エラノス瞑想）を行っていきます。

1章でも繰り返し説明してきましたが、一番重要なことはフォスフェンやエントプティックといった、イメージではない、神経科学的に確認されている客観的なリアルな光を発動させ、その光を見ることです。

ですから、まずはフォスフェン≒エントプティックを発動させてゆくところからはじめてゆきたいと思います。フォスフェン≒エントプティック発動の主な条件は2つです。

- 暗い部屋で視覚情報を遮断する
- 意識的に酸欠気味にする

この2つの条件を満たすことが基本で、これに補足的にいくつかの条件を加えるとより強力なフォスフェン、より強力な超ゾーン状態が発動してゆきますが、ひとまず最も基本となる上記2つの条件を満たす瞑想トレーニングから行ってゆきましょう。

フォスフェン≒エントプティックを発動させる！ 超ゾーン＝フォスフェン瞑想1～真っ暗な部屋で息を止める瞑想～

基本的なフォスフェン発動の条件を満たした瞑想からはじめてゆきたいと思います。

まず、部屋を暗くします。暗くすれば暗くするほど効果は上がります。

安眠マスクのような目隠しがあれば、なお、良いでしょう。

- その状態で楽な姿勢で座り、目を閉じた状態で、額あるいは胸のあたりに光をイメージし、（この段階はイメージの光で問題ありません）鼻からゆっくりと息を吸い、30秒から1分ほど息を止めます。

その際に肛門括約筋に力を入れると息を長く止めやすくなります。息を止めるのは長ければ長いほど効果的です。

•長く息を止めたら、ゆっくりと鼻または口から息を吐いてゆきます。

•ある程度息を吐いたら、再び息を可能な限り長く止めてゆきます。

この呼吸サイクルを1セットとして、5分~15分ほど行ってゆきます。

この呼吸法は息を止めることがメインですが、30秒息を止めるのが苦しい人は10秒あるいは5秒からはじめて、徐々に息を止める時間を長くしてゆけば問題ありません。何よりも無理をしないことが大事です。

視覚情報を遮断し、呼吸を止めていると、イメージの光ではなく、フラッシュを焚いたような眩しい光が額のあたりで発動してゆきます。

このようなリアルな光が発動したら、そのリアルな光(フォスフェン≒エントプティック)を凝視し、可能な限りその光の発動の持続時間を伸ばしてゆきます。

多くの方は、はじめは一瞬光っただけであったり、10秒以内で消えてしまう程度かと思いますが、それだけでも十分な効果があり、光が消えてしまってもしばらくの間は超ゾーン状態の発動は持続してゆきます。

また、この瞑想を基本としながら、4章、5章で紹介するフォスフェン≒エントプティックを精度アップする瞑想を行うと、長時間リアルな光を発動させることが可能となり、それに伴い超ゾーンの精度アップ、超ゾーン発動の持続時間もアップしてゆくのです。

超ゾーン＝フォスフェン瞑想1

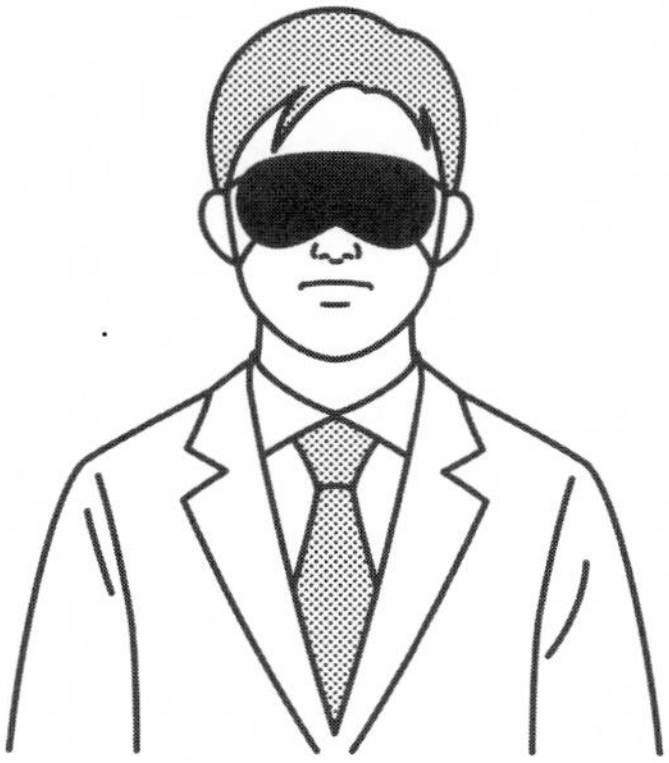

目隠しをし（あるいは真っ暗な部屋で）、息を止める。その際に胸の真ん中あるいは眉間に光をイメージしておきます。はじめは主観的なイメージで問題ありません。
しばらくすると単なる主観的なイメージではない、神経科学的な光であるフォスフェン≒エントプティックが発動してきます。
後はひたすらフォスフェン≒エントプティックに集中してゆきます。

●超ゾーン＝フォスフェン瞑想1の効果

この暗い部屋で息を止める瞑想により、イメージの光ではない、具体的なリアルな光を見るという神経科学的な現象が起きますと、エンドルフィンなどの様々な神経伝達物質が強力に分泌されてゆきます。神経伝達物質は心身を活性化させパフォーマンス能力を高める効果があることはこれまでも申し上げてきた通りです。

●超ゾーン＝フォスフェン瞑想1をビジネスや日常にどう活かせるのか？

神経伝達物質の効果については、3章で詳細に説明してゆきますが、超ゾーン＝フォスフェンの発動により神経伝達物質を自在に出せるようになれば、心身が解放され、プレゼンや交渉、面接、コミュニケーションに必須となる身体性、所作、発声力、集中力、存在感が高まります。

また、記憶、想像力、思考力、学習能力などを向上させる効果、緊張、ストレスを緩和する効果があるため、社内企画のアイデアが浮かびやすくなる。交渉、プレゼン、コミュニケーションで過度に緊張しないなどの効果が期待出来ます。

超ゾーン＝フォスフェン瞑想2（真っ暗な部屋で倍音楽器を聴く瞑想）

超ゾーン＝フォスフェン瞑想1は、最も基本的なフォスフェン≒エントプティック発動の瞑想トレーニングですが、フォスフェン≒エントプティック発動にも様々な方法があります。

瞑想トレーニングには相性もあるため、これから紹介してゆきますいくつかの超ゾーン＝フォスフェン瞑想トレーニングのメニューを行い、どのメニューが一番神経科学的なリアルな光が見えやすいのか？（フォスフェン≒エントプティックが発動するのか？）を試してゆきます。

例えば、身体の筋トレでも初心者の方は、同じ腹筋運動でも腹筋台を使う、腹筋台を使わない、マシーンを使うというパターンがあった場合、そのうちのどれかしか効率的に鍛えられないものです。あるレベルになれば、腹筋台無し、腹筋台、マシーンどれを選択しても効率的に腹筋が鍛えられるわけです。こう言ったことはどの分野にもあることかと思います。従って複数のメニューからまず何をすればフォスフェン≒エントプティックが発動するのかを探してゆくわけです。

次に皆さんに試して頂きたい超ゾーン＝フォスフェン瞑想は、暗闇で倍音を聴くという瞑想です。

この倍音を聴く瞑想はバリ島でクラウハン・テクニックと呼ばれている瞑想が有名ですが、倍音が豊かな楽器や声を暗い部屋で目隠しをした状態で聴いてゆきます。

倍音とは、凄く簡単に説明すれば、例えばピアノでドの音を弾くと実際にはドの音以外にも沢山の音が含まれています。この基準となるドの音以外の音が倍音です。そしてこの倍音が沢山含まれていると豊かな響きとして私達は認識するのです。

豊かな倍音はその音を聴くだけで、脳の血流や神経伝導物質の分泌に多大な影響を与えることが神経科学的な研究から解っています。

倍音が豊富な楽器の音を5分～15分ほど暗闇（真っ暗にした部屋）で聴きながら眉間あるいは、胸のあたりに光をイメージしてゆきましょう。

倍音はいわゆる和楽器や民族楽器に豊富に含まれており、瞑想効果が高いのです。倍音は生音の方がもちろん瞑想効果は高くなりますが、YouTubeなどで尺八や三味線などを検索して聴く形でも問題ありません。インドのタンブーラ、あるいはオーストラリアにディジリドゥという倍音楽器がありますが、こちらをYouTubeなどで検索してひたすら聴くのも効果的です。

これにより、主観的なイメージの光ではなく、強力なリアルな神経科学的な光が発動してゆけば成功です。超ゾーンも発動してゆきます。

また、フォスフェンが発動したらフォスフェンを凝視し、可能な限りフォスフェン発動の持続時間を伸ばすようにしてゆきます。

効果については、超ゾーン＝フォスフェン瞑想1とほとんど変わりません。筋肉にも様々な刺激を与えるように、瞑想もこのようにいくつかの方法を行うことで、より柔軟な心身になってゆくのです。

超ゾーン＝フォスフェン瞑想２

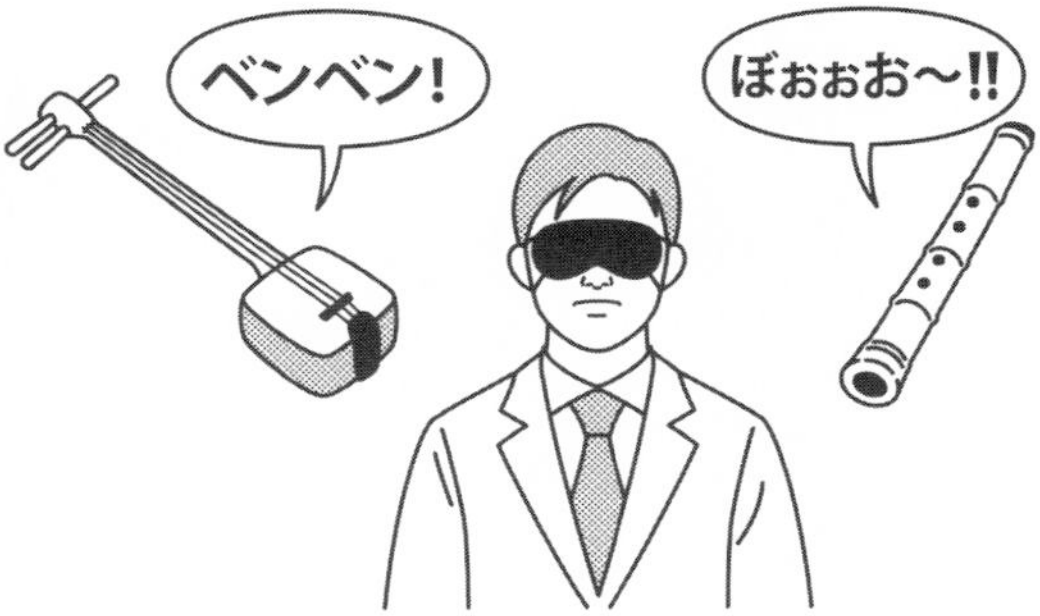

目隠しをし（あるいは真っ暗な部屋で）、倍音楽器（三味線や尺八など）をひたすら聴いてゆきます。
フォスフェン≒エントプティックが発動しましたら、ひたすらそれに集中してゆきます。また、なかなかフォスフェン≒エントプティックが発動しない場合は息を止めることもあわせて行ってゆくと効果的です。

超ゾーン＝フォスフェン瞑想3（真っ暗な部屋で感覚遮断の瞑想）

真っ暗な部屋で視覚情報以外の感覚も遮断できると、フォスフェン≒エントプティックの発動率は更に上がります。

１００円ショップなどで目隠し、耳栓などを購入しておくと瞑想に役立つでしょう。

真っ暗な部屋で、頭にあるすべての穴をふさぎましょう。

もし、何らかの恐怖心を感じる方は無理をする必要はありません、やりやすいところから少しずつ行って頂ければ問題ありませんし、同様の効果もあります。

これは、それまでの息を止める、倍音を聴くことで効果が感じられなかった方で、早くフォスフェン≒エントプティックを発動させ、早く超ゾーンに入りたい方におすすめです。

これまでに行ってきた超ゾーン＝フォスフェン瞑想でも焦らずに行えば必ずフォスフェンの発動は起こってきます。

超ゾーン＝フォスフェン瞑想3は真っ暗な部屋で、目隠し、耳栓をし、鼻をつまみ、口を閉じます。この状態で呼吸を止め、30秒から1分位を1セットとして、5分～15分行います。

この方法は上手く行えれば、より強力なフォスフェンが発動し、これまでよりも更に精度の高い超ゾーンが発動してゆきます。

超ゾーン＝フォスフェン瞑想３

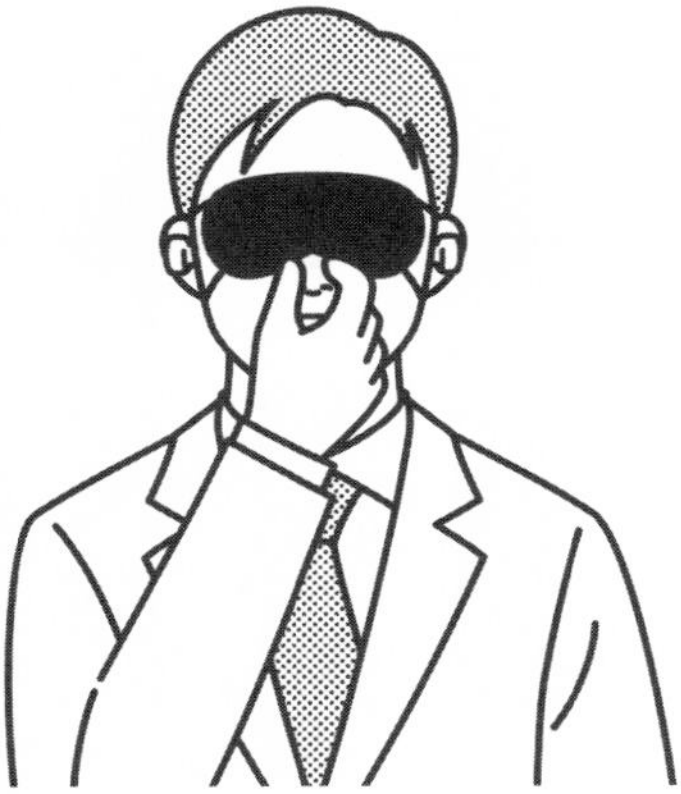

感覚遮断の瞑想です。目隠し、耳栓をし、鼻をつまみ、息を止めてゆきます。フォスフェン≒エントプティックが発動しましたら、ひたすらそれに集中してゆきます。

超ゾーン＝フォスフェン瞑想４（真っ暗な部屋でノイズを聴く瞑想）

超ゾーン＝フォスフェン瞑想の４番目は、真っ暗な部屋でノイズ音を聴いてゆく瞑想を行ってゆきます。

いわゆるノイズ音というのは倍音が豊富で、瞑想効果が高いことが知られています。特に様々な倍音を含むとされるホワイトノイズ、あるいはピンクノイズをはじめとしたカラードノイズの瞑想効果は様々な実験からも実証されています。いわゆるテレビのザー音、通称、砂嵐と呼ばれるノイズがホワイトノイズです。ピンクノイズは水が流れてゆくような音で、こちらもリラックス効果、安眠効果が高いことが知られています。

もちろん、共にフォスフェン≒エントプティック発動の効果、超ゾーンへ入る効果も高いのです。このカラードノイズによるフォスフェン≒エントプティック発動はガンツフェルト効果と呼ばれています。数多くの実験が行われ、高い効果が実証されているものです。

ホワイトノイズやピンクノイズもYouTubeなどで聴くことが可能です。

真っ暗な部屋で安眠マスクをしてゆきます。この状態でホワイトノイズあるいはピンクノイズを聴いてゆきます。

眉間あるいは胸のあたりに光をイメージしておくとフォスフェン≒エントプティック発動がより起こりやすいでしょう。

超ゾーン=フォスフェン瞑想 4

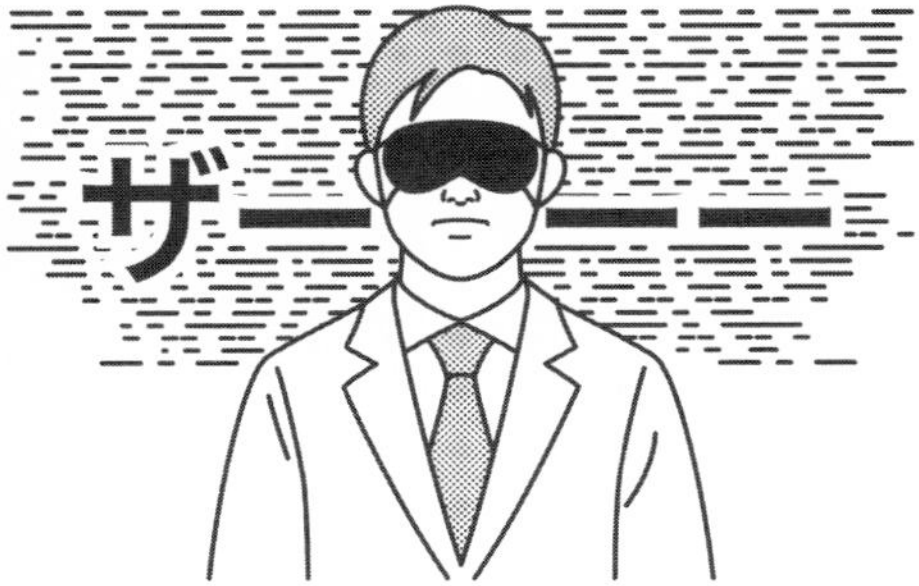

目隠しをし、(あるいは真っ暗な部屋で) ホワイトノイズやピンクノイズなどのカラードノイズを聴いてゆきます。フォスフェン≒エントプティックが発動したら、ひたすらそれに集中してゆきます。また、なかなかフォスフェン≒エントプティックが発動しない場合は息を止めることもあわせて行ってゆくと効果的です。

超ゾーン＝フォスフェン瞑想5（真っ暗な部屋でテンポ200以上のドラムのリズムとドラムの低周波音を聴く瞑想）

フォスフェン≒エントプティック発動のための重要な要素に1章でも解説したテンポ200以上のドラムのリズムを聴くというものがあります。

こちらもかなり強力なもので、アメリカの実験では、特別な瞑想トレーニングを受けたことがない一般のアメリカ人の全員が、このテンポ200以上のドラムのリズムを聴いただけでゾーンに入れたとするエビデンスがあります。

最近ではスマホのアプリで簡単にリズムマシンをダウンロード出来ますので、こうしたものでテンポ200以上に設定したドラムのリズムを真っ暗な部屋の中で聴いてゆきましょう。

また、ドラムの低周波音（低音）にもゾーンに入りやすくする効果があることが、神経科学的に解っております。

真っ暗な部屋で目隠しをし、リズムマシンなどでテンポ２００以上に設定したドラムのリズムと低周波音を聴いてゆきます。その際に胸あるいは眉間に光をイメージしてゆきます。こちらもリアルな光、フォスフェン≒エントプティックが発動したら成功です。

超ゾーン＝フォスフェン瞑想 5

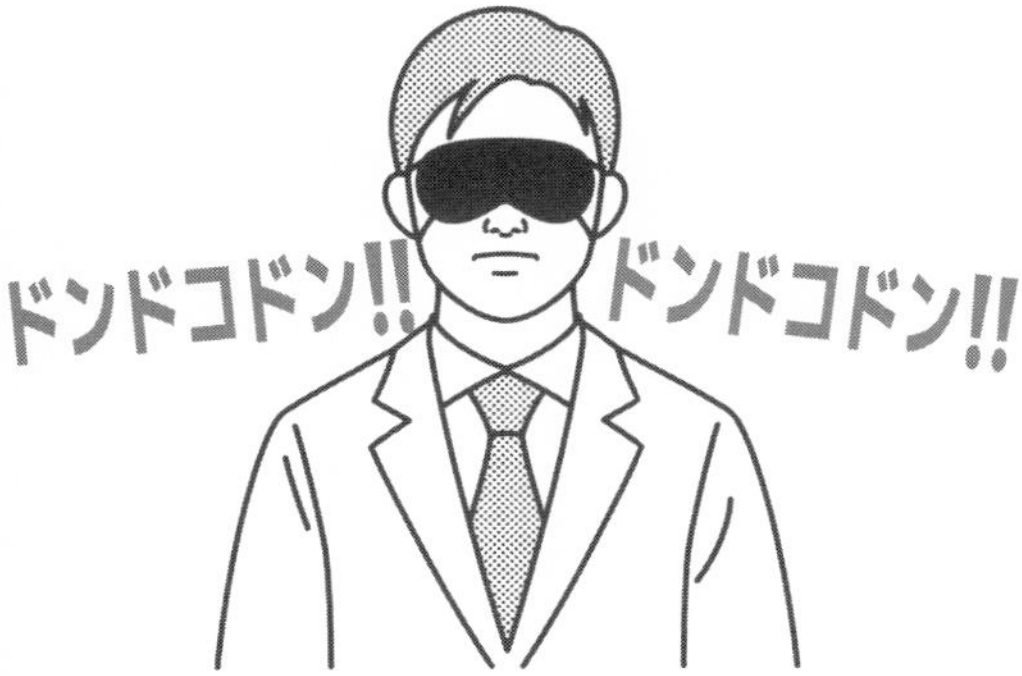

目隠しをし、（あるいは真っ暗な部屋で）テンポ 200 超えのドラムとドラムの低周波音を聴いてゆきます。フォスフェン≒エントプティックが発動したら、ひたすらそれに集中してゆきます。また、なかなかフォスフェン≒エントプティックが発動しない場合は息を止めることもあわせて行ってゆくと効果的です。

その他の超ゾーン＝フォスフェン瞑想〜フォスフェン≒エントプティック発動に効果的な方法〜

超ゾーンに入るためのフォスフェン≒エントプティックを発動させる瞑想は、他にも様々なメニューがあります。どの方法もこれまで紹介してきた超ゾーン＝フォスフェン瞑想と同様に古代から世界各地の瞑想の奥義とされてきたものであり、神経科学的にもその効果の高さが証明されております。

以下のメニューも3章以降でも行ってゆく超ゾーン＝フォスフェン瞑想トレーニングの代表的なものです。

●青空を見る超ゾーン＝フォスフェン瞑想

太陽を背にした状態で、青空を目を開けた状態で見続けます。視覚情報を遮断する（暗闇、目隠し）以外にも視覚情報を単純化するということもフォスフェン≒エントプティックを発動させてゆきます。

●海を見る超ゾーン＝フォスフェン瞑想

目を開けた状態でひたすら海を見ます。これも視覚情報を単純化し、フォスフェン≒エントプティックを発動させる瞑想です。

●しゃっくり・超ゾーン＝フォスフェン瞑想（わざとらしいしゃっくりを行う瞑想）

暗闇で目隠しをし、ひたすらわざとらしいしゃっくりをしてゆきます。息を吸いながら発声するとしゃっくりのような声が出ますが、これをひたすら発声してゆきます。

ビートルズに影響を与えた歌手として有名なバディ・ホリーやエルヴィス・プレスリーに代表されるヒーカップ唱法（しゃっくり唱法）を連続して行うのも悪くないでしょう。

しゃっくりもまたフォスフェン≒エントプティック発動の重要な瞑想テクニックとして、少なくとも3万年以上前から行われてきているものと考えられている超強力な瞑想です。

●あくび・超ゾーン＝フォスフェン瞑想（わざとらしいあくびを連続で行う瞑想）

暗闇で目隠しをし、わざとらしいあくびをひたすら行ってゆきます。あくびを何度も行う瞑想も3万年以上前から行われてきている強力なフォスフェン≒エントプティック発動のための瞑想です。

●オノマトペ・超ゾーン＝フォスフェン瞑想

暗闇で目隠しをし、オノマトペ（擬音語、擬態語）をひたすら発声してゆきます。オノマトペは演劇学において心、身体、発声などのパフォーマンス力を高めることが知られております。

●スピーキング・イン・タングス・超ゾーン＝フォスフェン瞑想（めちゃくちゃ言葉を発声する瞑想）

暗闇で目隠しをし、どこの国の言葉か解らない、めちゃくちゃ言葉をひたすら即興で発声してゆきます。様々なめちゃくちゃ言葉を素早く狂ったように発声してみてください。

これはスピーキング・イン・タングスと専門的に言い、非常に瞑想効果の高いものです。こちらについては5章でも詳細に解説してゆきます。

●激しい呼吸（過換気呼吸）の超ゾーン＝フォスフェン瞑想

暗闇で目隠しをし、素早く鼻で吸い、素早く口で息を吐きます（吸気、呼気どちらも鼻で行っても問題ありません）。

この素早い呼吸も3万年以上前から世界各地の瞑想で重要なフォスフェン≒エントプティック発動のための瞑想とされてきたものです。

一方で、この瞑想は日頃からストレスが強い人は逆にストレスを増大させてしまう場合があります。アドレナリン社会とも呼ばれるストレスの多い現代社会において、この瞑想を行うことが逆効果になる可能性もあり、躊躇する方が多いことも事実です。

しかし一方で、フォスフェン≒エントプティック発動の効果は高く、強力な瞑想の一つです。また、他の静かな瞑想と併用して行うことでバランスをとり、リスクを回避してゆくことが可能です。こちらについては3章で詳細に解説してゆきます。

●痙攣・超ゾーン＝フォスフェン瞑想（わざとらしく身体を痙攣させる瞑想）

暗闇で目隠しをし、身体全体をビクッビクッビクッと痙攣させてゆきます。次第にだんだんと素早く全体を細かく震わせるように痙攣させてゆくところまで行ってゆきます。

こちらも世界各地の瞑想で重要とされてきたものであり、やはり3万年以上前から存在するフォスフェン≒エントプティック発動のための瞑想です。

●地団駄、跳躍、旋回の超ゾーン＝フォスフェン瞑想

薄暗い部屋の中で、半眼あるいは目を開けた状態で、地団駄、連続した跳躍、あるいは旋回を行ってゆきます。

地団駄、跳躍、旋回は世界各地の瞑想で使われてきた最も基本的な身体運動とされております。中でも地団駄は超強力です。だだっ子のようにひたすら地面を踏み鳴らしてゆきます。

上記のように身体のバランスを変化させることは様々な神経伝達物質を放出させます。そしてそれが存在感を高めてゆく効果があることは、神経科学的にも明らかにされていることです。

●身体を滑らせる、あるいは、浮かぶ超ゾーン＝フォスフェン瞑想

薄暗い部屋で半眼あるいは目を開けた状態で、両手の平を下に向けた状態で両腕の肘を曲げた状態でやや前に出し、空中に雑巾がけするようなつもりで手の平を滑らせてゆきます。

あるいは、両腕を翼のように使いながら飛んでいる、浮かんでいる感じの所作をとってゆきます。この2つの運動はグライド（滑らせる）、フロート（浮く）と呼ばれ、やはり世界各地の瞑想で使われてきた心身を解放させる強力な効果のある身体技法とされてきたものです。

●シャウト、倍音発声、ノイズの超ゾーン＝フォスフェン瞑想

暗闇で目隠しをし、ひたすら叫ぶ、あるいはダミ声（ノイズ）を発声してゆきます。シャウト（叫ぶ）、倍音発声、ダミ声はどれも豊かな倍音を含みます。倍音が超ゾーン＝フォ

スフェン発動の効果があることは、すでに解説しましたが、自身でダミ声を発声したり、叫んだりするのも効果的です。

長く叫ぶ、何度も叫ぶなどはフォスフェン≒エントプティック発動の重要な要素である血中の二酸化炭素濃度を上昇させる効果も加わるため、この瞑想メニューはフォスフェン≒エントプティック発動条件の３つ（視覚情報の遮断、倍音、血中の二酸化炭素濃度の上昇）が満たされる強力なフォスフェン≒エントプティック発動のための瞑想です。

●メリスマ・超ゾーン＝フォスフェン瞑想（演歌のようなこぶしを発声する瞑想）

暗闇で目隠しをし、ひたすらこぶしを発声してゆきます。こぶしとは漢字では小節となりますので、細かい節回しを言います。いわゆる唸り節という瞬間的にがなる発声をこぶしと誤解している方がかなりいるようですが、こぶしとは細かい節を指し、まったく異なるテクニックです。意外に感じる人も多いかもしれませんが、こぶしも3万年以上前から瞑想の重要なテクニックとされてきたものです。

エラノス会議はペルシャに伝わるこぶしのテクニックを、人類の瞑想の中でもかなり強力なテクニックの一つであることを発見しています。

●笑う超ゾーン＝フォスフェン瞑想（ひたすら笑う瞑想）

暗闇で目隠しをし、ひたすら笑います。笑いも劇的笑いと呼ばれるようなダイナミックな笑い（アニメの悪のボスの「これで世界は私のものだ！ハーッハッハッハッ！」のようなイメージの笑い方です）や明石家さんまさんのような引き笑いのようなものまで様々な笑い方をランダムに行うと良いでしょう。

通常の日常的な笑いでもドパミンやセロトニン、エンドルフィンといったパフォーマンスを自在にする強力な神経伝達物質が放出されますが、瞑想として行うことでその効果は倍増されるのです。

●ひたすら泣く超ゾーン＝フォスフェン瞑想

暗闇で目隠しをし、ひたすら大袈裟に泣きます。２０１４年の野々村竜太郎さんの号泣会見というのはかなり話題になりましたが、実は瞑想関係者の間でもあの会見は話題になりました。あれだけ大袈裟に泣くと瞑想効果が高いからです。大袈裟な泣き声は倍音も豊富に含まれやすく、また意識的な酸欠状態も起こります。すなわちフォスフェン≒エントプティック発動の条件のいくつかを満たすわけです。

世界各地に泣き女と呼ばれる葬儀の際に大袈裟に泣く職業がありますが、あの泣き女のようなダイナミックな泣き方は泣く瞑想の理想型と言えるでしょう。

笑いと同様にやはり、泣くことそのものにもエンドルフィンやセロトニンを放出させてゆく効果がありますので、やはりこれも瞑想として行うことでその効果は倍増してゆくのです。

●焚き火動画を見る超ゾーン＝フォスフェン瞑想

暗闇の中で、YouTubeなどの焚き火動画をひたすら見てゆきます。火を見続ける瞑想も古くからあるものです。

こちらも視覚情報を単純化することでフォスフェン≒エントプティックを発動させることが出来ます。

上記メニューはどれも神経科学的なリアルな光であるフォスフェン≒エントプティックを発動させ、超ゾーンに入るための瞑想になります。やりにくいメニューを行う必要はありません、やりやすいメニューを行ってください。

先ほども申し上げたように、瞑想にも相性がありますので、(現状の脳内のバランスや心身のバランスからフォスフェン≒エントプティックを発動させやすい瞑想が人によって微妙に異なる)上記のメニューから最もフォスフェン≒エントプティックが発動し、超ゾーンに入りやすいものを探してゆきます。

超ゾーン＝フォスフェン瞑想の訓練時間

超ゾーン＝フォスフェン瞑想トレーニング時間は全体で15～30分がベターですが、忙しい日は3分～5分でも問題ありません。基本的には毎日15～30分のトレーニングをするのがベターですが、忙しい方は週に3日ほどでも問題ありません。

本書の超ゾーン＝フォスフェン瞑想（エラノス瞑想）のメニューから毎日一種類から三種類ほどを選択し、行ってゆきます。時間は多い分には問題ありません。無理のない範囲で可能な限りの長い時間2時間あるいは3時間、数種類の超ゾーン＝フォスフェン瞑想（エラノス瞑想）を行えるとなお、良いでしょう。

すべての瞑想に共通する注意点

本書のすべての瞑想メニューはフォスフェン≒エントプティックを発動してゆくことを目的としますが、フォスフェン≒エントプティック発動後は、フォスフェンが消えないように、フォスフェンを凝視してゆきます。

フォスフェンははじめはすぐに消えてしまう人がほとんどだと思いますが、この時間を長くしてゆくように集中してフォスフェンを見てゆきます。

このフォスフェンの発動時間を長くし、フォスフェンの精度を上げてゆく瞑想は、4章で詳細に解説してゆきます。まずこの2章の段階では一瞬でもフォスフェン≒エントプティックを発動させられれば、ひとまずは成功です。

フォスフェン≒エントプティック発動が起こらない人は？

フォスフェン≒エントプティック発動のための瞑想は世界各地の瞑想の奥義中の奥義とされてきたテクニックをエラノス理論が神経科学的に研究し、ブラッシュアップしてきたものです。

従って上記の方法を行えば誰もがフォスフェン≒エントプティック発動と超ゾーンの発動が起こります。

ただ、個人差はあります。ある方はフォスフェン≒エントプティック発動が一回の超ゾーン＝フォスフェン瞑想で起こりますが、別の方は1～3か月ほど毎日瞑想トレーニングを継続してフォスフェン≒エントプティック発動が起こるといった場合があります。

なかなかフォスフェン≒エントプティック発動が起こらない場合は瞑想トレーニング時間を長くすることです。

基本的には一回の瞑想時間を長くすればするほどフォスフェン≒エントプティック発動の確率は高まります。15分よりは30分、30分よりは1時間、1時間よりは2時間の方がフォスフェン≒エントプティック発動の確率は高まります。

また、フォスフェン≒エントプティック発動が起こらないとまったく意味がないのかと言うと、そんなことはありません。

もちろんフォスフェン≒エントプティック発動が起こった状態は脳内や心身が、より高い境地に入ったことを示すものですが、上記の瞑想トレーニングはどれも超強力なものですので、現段階でフォスフェン≒エントプティック発動が起こらない場合でも瞑想トレーニングを行っていれば確実に脳内は強化され、心身は強化されております。

焦らずに鍛練してみてください。フォスフェン≒エントプティックは必ず発動し、必ず超ゾーンは発動してゆきます。そして皆さんのビジネスや日常でのパフォーマンスは自由自在になってゆくのです。

第2章のまとめ

2章では、超ゾーン＝フォスフェン瞑想の基本を実践しました。

超ゾーン＝フォスフェン瞑想の基本は暗闇で息を止める瞑想をすることで神経科学的なリアルな光（フォスフェン≒エントプティック）を発動させてパフォーマンスを自在にする超ゾーンを発動させてゆきます。

神経科学的なリアルな光（フォスフェン≒エントプティック）を発動させる方法は他にもあり、「暗闇で倍音を聴く瞑想をする」「暗闇で感覚遮断をして瞑想をする（息を止め、目隠しをし、耳栓をする）」「暗闇でノイズを聴く瞑想をする」などがあります。

「暗闇でテンポ200のドラムのリズムとドラムの低周波音を聴く瞑想をする」などでも超ゾーン＝フォスフェン発動は起こります。

第3章

目的別のゾーンタイプの実践（中級編）

セロトニン型瞑想とアドレナリン型瞑想とエンドルフィンの関係性（2種類の瞑想）

1章で解説しましたように、超ゾーン＝フォスフェン瞑想には、目的別の様々なタイプがあり、本章では様々なゾーンタイプの実践瞑想トレーニングを行ってゆきますが、その理解を深めるために、改めて一般的な瞑想の分類についてお話ししておきましょう。

瞑想の分類の方法も色々とありますが、最もオーソドックスなものは、2種類に瞑想を分ける考え方です。

瞑想の2種類の型とは、心を落ち着かせる瞑想とハイテンション化してゆく瞑想です。これらは神経科学的に解釈するならば、前者はセロトニン型瞑想、後者はアドレナリン型瞑想と呼ぶことが出来ます。

基本的には、息を吐くことを重視する瞑想はセロトニン型瞑想になり、息を吸うことを重視する瞑想や、激しい呼吸を行う瞑想はアドレナリン型瞑想と呼べます。

一般的に瞑想はどちらかに偏る傾向がありますが、基本的にはどちらも重要であり、両方の瞑想タイプを行ってゆき、心身のすべての可能性（レンジ）を自在に解放出来る必要があります。

また、これらの2つの瞑想タイプはどちらも極めてゆきますとエンドルフィンが放出されてゆきます。すなわちどちらの瞑想の型からでもゾーンの発動は可能なのです。

息を止めることは、より直接的にエンドルフィンを発動させてゆく効果があり、それゆえに世界各地の瞑想の奥義とされるテクニックの多くに息を止めるテクニックがあるのです。

超ゾーン＝フォスフェン瞑想はこれらすべての瞑想のパターンを使用することで、様々な目的別の心身の状態を発動させてゆくことが出来ます。

本章ではこの超ゾーン＝フォスフェン瞑想の基本5タイプと派生型4タイプを学んでゆきましょう。

5つのゾーンタイプ

上述しましたように、超ゾーンはその目的にあわせて基本となる5つの超ゾーン=フォスフェン・タイプと派生型や発展型を発動させてゆくことが可能で、厳密にはほとんど無限の超ゾーン=フォスフェンのバリエーションが存在しております。

フォスフェン≒エントプティックの発動の精度や神経伝導物質の放出のバランスにより、これらの様々な超ゾーン=フォスフェンのモードが発動するわけですから、その組み合わせや可能性はほとんど無限なのです。

超ゾーン=フォスフェン・タイプ1（セロトニン・モード）

まずは超ゾーン=フォスフェン・タイプ1から発動させてゆきましょう。呼吸の方法や呼吸のリズムを変えることで、自律神経や神経伝達物質に働きかけることが出来ることは一般にもよく知られています。息を長く吐くことを意識的に行うことで、リラックス、緊張緩和、あがり症などの心を安定させる効果のあるセロトニンという神経伝達物質が分泌されてゆきます。

セロトニンは他にもコミュニケーション能力の改善や更には夜になるとメラトニンという睡眠を改善するホルモンへと変換されてゆきますので、不眠の改善にも役立つことが知られています。

また、セロトニンは、舞台の演出家のような役割をする神経伝達物質とも言われております。すなわち他の神経伝達物質の量を調整し、脳全体のパフォーマンスのバランスを調整してゆく効果もあるのです。

超ゾーン=フォスフェン・タイプ1の瞑想トレーニングは、暗闇(真っ暗にした部屋)で目隠しをした状態で、息を長く吐きます。1セット30秒から1分ほど長く息を吐きます。これを5分~15分ほど行います。

セロトニンの分泌には息を長く吐くというのがポイントになります。

古い時代の瞑想には息を吸う技法や激しい呼吸の技法といったテンションを高めてゆく瞑想が数多く存在していましたが、昨今の流行としては、長く息を吐く、あるいは呼吸のリズムを調整する（ボックス呼吸法）ものが、流行している傾向があります。それは、裏を返せばそれだけリラックス出来ていない人が増えているということなのかもしれません。

セロトニンには他にもガムを噛む、日光浴をする。リズム運動をする、たんぱく質をとる、ビタミンB群をとる、バナナを食べる。などでも分泌されますので、これらを補助的に行う、あるいは摂取することで、超ゾーン＝フォスフェン・タイプ1の瞑想トレーニング効果を補うことが出来ます。

超ゾーン＝フォスフェン・タイプ1

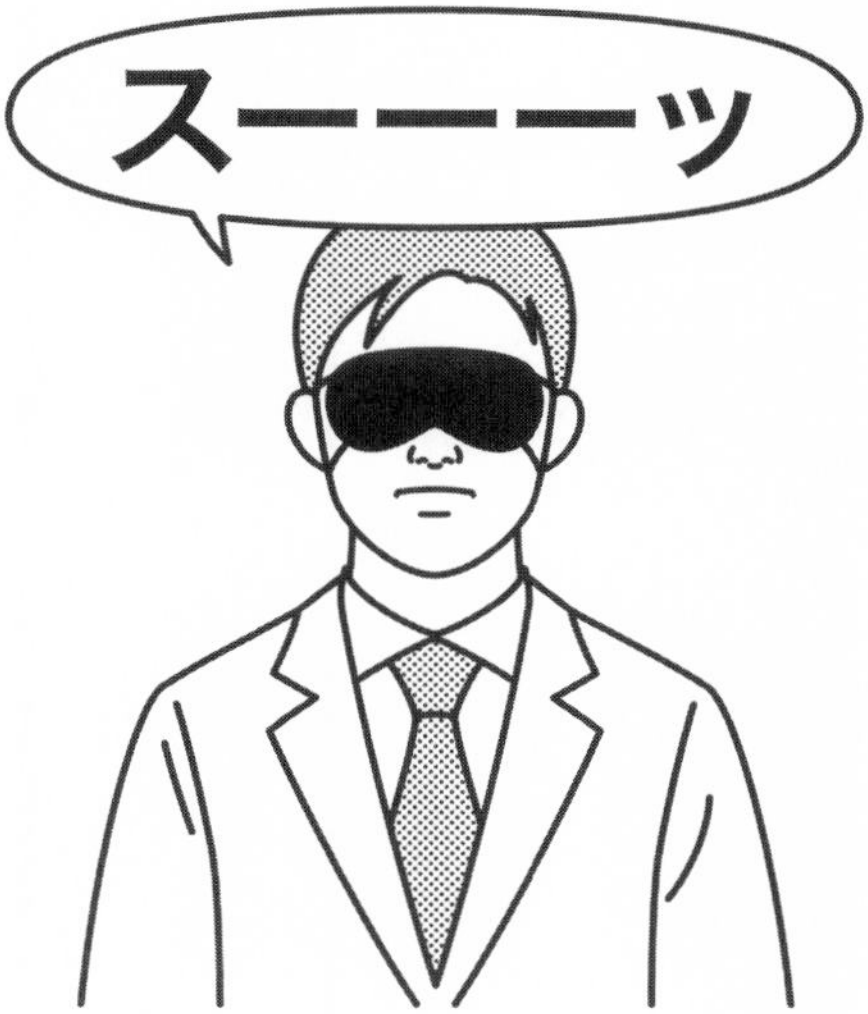

目隠しをし、（あるいは真っ暗な部屋で）スーッと息を長く吐いてゆきます。基本的には息を吐くことに重きを置いて呼吸してゆきます。

●超ゾーン＝フォスフェン・タイプ1の効果

超ゾーン＝フォスフェン・タイプ1はセロトニンが分泌されます。セロトニンは心を落ち着かせる。不眠などの睡眠を改善する。共感力を高める。ストレス解消、不安の解消などの効果があります。また、セロトニンは脳内の舞台演出家のような機能もあり、様々な神経伝導物質のバランスを調整し、脳全体のバランスを調えてくれます。

●ビジネスや日常にどう活かせるのか？

超ゾーン＝フォスフェン・タイプ1は、プレゼンや交渉における不安や緊張やストレスを緩和し、リラックスさせる効果があります。また、環境適応力を高める効果、不眠や睡眠の質を改善させる効果も高く、睡眠の質が改善するとパフォーマンス全体のクオリティも高まります。

日常においても表情が豊かになり、好印象になります。セロトニンは表情筋に働きかける効果も高いとされております。

超ゾーン＝フォスフェン・タイプ2（戦闘トランスモード～アドレナリン・ノルアドレナリン・モード～）

超ゾーン＝フォスフェン・タイプ2は狭義の火事場の馬鹿力の状態になります。従ってオーソドックスな意味でのゾーンは、この状態を指すと言っていいでしょう。

このタイプは元来、猛獣と遭遇した際に発動する機能とされており、闘うか？逃げるか？のギリギリの判断の際に発動するタイプですから、文字通りの命懸けのパワーが発動してゆきます。超ゾーン＝フォスフェン・タイプ２（戦闘トランスモード）はアドレナリン、ノルアドレナリン、オキシトシンあるいは扁桃体の活性化やコルチゾールの分泌などが起こって、集中力、身体能力が高められ、プレゼンなどのパフォーマンス能力を高めます。

また、存在感が高められるため、面接、プレゼンにおける説得力も高まります。

実は俳優、ダンサー、漫才師、歌手といった狭義のパフォーマーの多くが使用している心身の状態はこの戦闘トランスモードであるとされています。

従ってパフォーマンスの際に最も発動させやすいタイプでもあるのですが、この戦闘トランスモードだけに偏るとストレスの増大、イライラや不安が強まってしまう可能性があります。猛獣と遭遇した際の脳の反応なわけですから、その状態がずっと続くのも大変なのですが、他の超ゾーン＝フォスフェン・タイプの訓練を行うことで神経伝達物質のバランスがとれてゆき、戦闘トランスモードをコントロール出来るようになってきます。

韓国の伝統芸能の世界では、「苦痛を笑えるように鍛練する」といったことが繰り返し説かれてきております。実は戦闘トランスモードの精度を上げてゆくとエンドルフィンやオキシトシンといった不安を和らげる神経伝達物質が放出され、まさに苦痛や不安をコントロールしたかのような戦闘トランスモードの状態が発動してゆくのです。

超ゾーン＝フォスフェン・タイプ2は激しい素早い呼吸（意識的な過換気、過呼吸）により、脳を一時的な酸欠にし、フォスフェン≒エントプティックを発動させてゆきます。

激しい素早い呼吸である過換気呼吸法は、世界各地のフォスフェン≒エントプティック発動のテクニックの奥義とされてきたものの一つです。これまでに紹介してきました、暗闇、呼吸停止（息を止める）、感覚遮断、倍音、ドラムの速いリズムと低周波音、と並ぶ重要なテクニックなのです。

世界各地の先住民の瞑想テクニック、超ゾーン・テクニックとして、最もポピュラーなものもこの過換気の呼吸法です。過換気呼吸法の特に有名な瞑想テクニックには、チベットに伝わるツンモ呼吸法やホロトロピック呼吸法があります。

暗闇(真っ暗にした部屋)で仰向けになり、目隠しをし、息を素早く吸ったり吐いたりします。1セット5分~15分ほど行います。かなり素早い呼吸で行います。テンポ200以上のドラムをかけながら行うと効果的です。

強力な瞑想テクニックですので、フォスフェン≒エントプティックは早めに発動してくる人も多いでしょう。

フォスフェンが発動してきたらフォスフェンを凝視し、フォスフェンが消えないように発動の持続時間を伸ばしてゆきます。

他に暗闇の中でトラやライオンなどの猛獣と遭遇したところをイメージする。

毒蛇千匹を足元にイメージし、足をバタバタさせる。

過去に不安になった出来事を精神的に負担にならない範囲でイメージする。

なども超ゾーン=フォスフェン・タイプ2の効果を補うことが出来ます。

超ゾーン＝フォスフェン・タイプ２

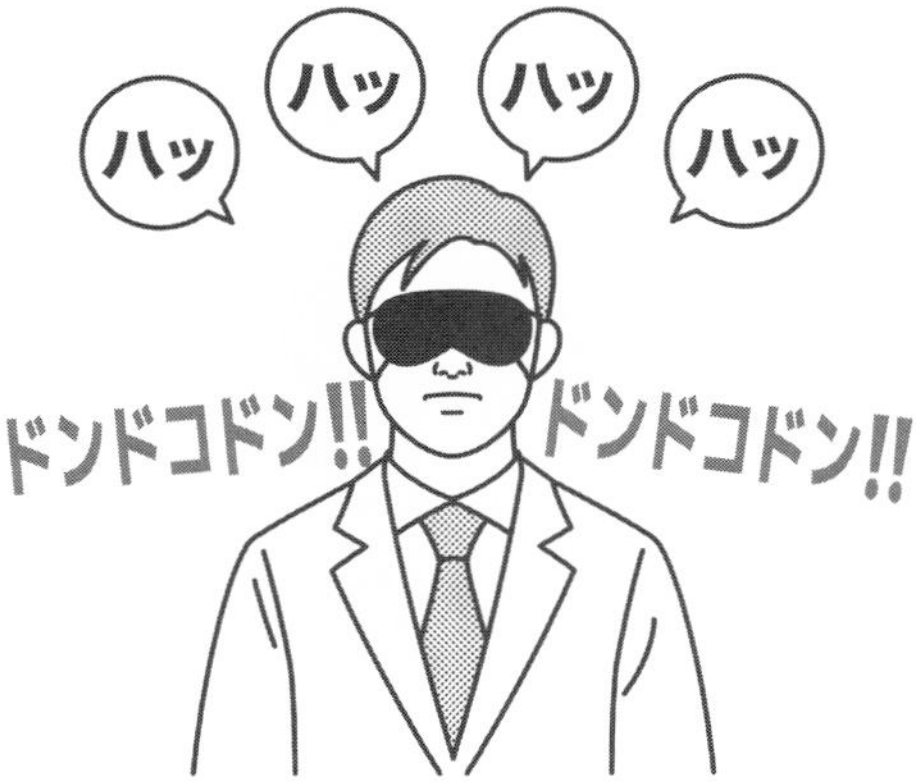
ハッ
ハッ
ハッ
ハッ
ドンドコドン!!
ドンドコドン!!

目隠しをし、（あるいは真っ暗な部屋で）息を吸ったり、吐いたりを素早く行ってゆきます。
また、テンポ200超えのドラムとドラムの低周波音を聴いてゆきます。

●超ゾーン＝フォスフェン・タイプ２の効果

超ゾーン＝フォスフェン・タイプ２はアドレナリン、ノルアドレナリン、オキシトシン、コルチゾール、扁桃体などの活性化に効果があり、集中力、身体能力が高まります。いわゆる狭義の火事場のバカ力の状態が発動します。

●ビジネスや日常にどう活かせるのか?

超ゾーン=フォスフェン・タイプ2は、集中力、身体能力が高められ、プレゼンなどのパフォーマンス能力を高めます。また、タイプ2の応用型では存在感が高められるため、面接、プレゼンにおける説得力も高まります。

超ゾーン=フォスフェン・タイプ3(アナンダミド・モード)

超ゾーン=フォスフェン・タイプ3は新しい価値を創造してゆくいわゆるイノーベションのための最重要の思考法として昨今、ビジネスパーソンの間でも注目されてきていますアナロジー思考を活性化させる効果の高いタイプになります。

アナロジーとは1章でも解説したように、表面上違って見えるものの共通点を発見して重ね合わせ、全く新しい価値を作り出してゆく思考法です。

科学や学問の発展、時代を変えた斬新な芸術や芸能はこのアナロジー思考から生み出されたと言われております。

超ゾーン＝フォスフェン・タイプ3はアナロジーの思考力を高める効果があるとされるアナンダミドという神経伝達物質が分泌されてゆく超ゾーン＝フォスフェン・タイプになります。

アナンダミドを放出させる効果が期待されるのは、夕日をイメージしてゆく瞑想です。この瞑想は実は日本最古の瞑想の一つとされており、少なくとも縄文時代にはあったと考えられている超強力な瞑想です（最古の瞑想についての詳細は6章で解説してゆきます）。

真っ暗な部屋の中で目隠しをし、眉間に夕日をイメージしてゆき、息を長く吐きます。息を8割ほど吐いたらしばらく息を止め、残った息を吐きます。そこから、再び息を止め、今度は、8割吐いた時間とほぼ同じ時間で息を吸ってゆきます。

これを1セットとして、5分から15分ほど行ってゆきます。コツは夕日をイメージすることと、息を吐く時間と吸う時間を等しくすることです。この瞑想でもイメージの太陽は神経科学的なリアルな光であるフォスフェンになってゆきます。

超ゾーン＝フォスフェン・タイプ3は他にも肉を食べたり、あるいはダジャレ、なぞなぞ、謎かけ、ポエムで遊んでみることでも高められます。ダジャレ、なぞなぞ、謎かけ、ポエムはどれもアナロジーが非常に強く働いているものです。

また、アナロジーの究極系は神話、昔話です。神話や昔話を知るとアナロジーの思考能力は飛躍的に高まります。

超ゾーン＝フォスフェン・タイプ3

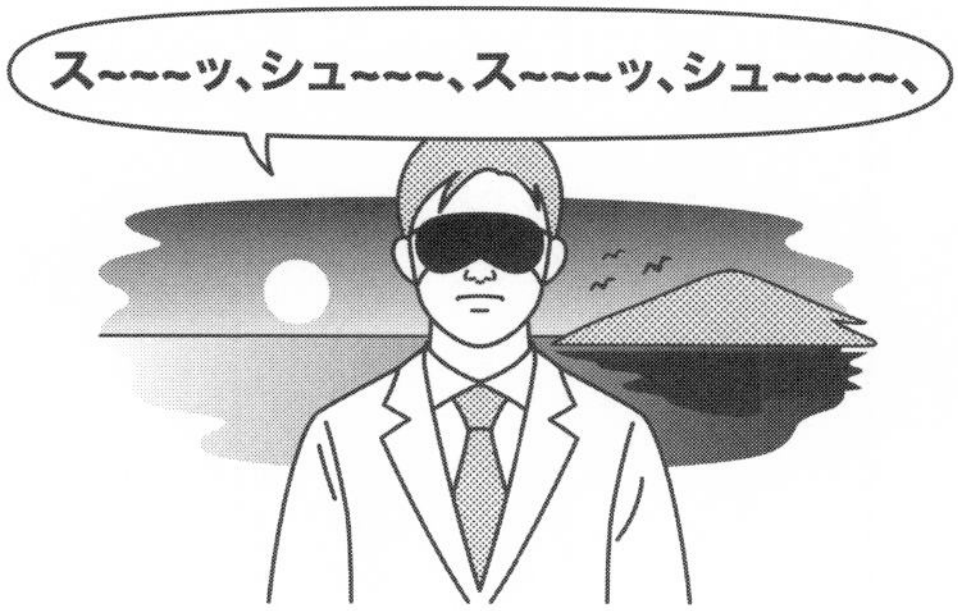

目隠しをし、（あるいは真っ暗な部屋で）眉間に夕日をイメージしてゆきます。
また、息を長く吐き、長く吸いますが、息を吐く時間と息を吸う時間が同じになるように呼気と吸気のバランスをとってゆきます。

●超ゾーン＝フォスフェン・タイプ3の効果

アナンダミドが放出され、リラックス効果、記憶力、思考力を高める、コミュニケーション能力を高める、高揚感、恐怖心を取り除くなどの効果があります。

また、なんといっても究極の思考法とされるアナロジーの思考力や、その派生型として昨今ビジネスパーソンの方々から注目を集めている思考法であるラテラルシンキングや探偵の思考法としても有名なアブダクションの思考力が高まります（ビジネスパーソンに必要な様々な思考法は、思考のフローをご参照ください）。

●ビジネスや日常にどう活かせるのか？

アナンダミドの効果により、アナロジーの思考力やラテラルシンキング、アブダクションの思考力が強まることで、斬新なアイデア、新しい価値を生み出してゆくイノベーションに効果があります。

また、情報収集能力を圧倒的に高めます。情報収集能力の低い人は、これとそれとは関係がないと考えてしまい、視野が狭くなりがちですが、アナロジーはそもそもあらゆる物事の奥深くに隠れた共通点、関連性を発見してゆける思考能力ですので、様々な分野に自ずと興味関心が湧き、情報収集能力が高まるのです。

超ゾーン＝フォスフェン・タイプ4（エンドルフィン・ドパミン・モード）

超ゾーン＝フォスフェンの発動の要とも言えます神経伝達物質であるエンドルフィンあるいはドパミンを放出させてゆく超ゾーン＝フォスフェン・タイプになります。エンドルフィンやドパミンが放出されてゆきますと、想像力、記憶力、アイデア力、集中力などが上がります。ビジネスにおいても仕事のクオリティは格段に上がり、かつ仕事のスピードも何倍にもなります。早くハイクオリティな仕事を実現させることが可能になるのです。

超ゾーン＝フォスフェン・タイプ４の瞑想トレーニングは、暗闇の中でハミングをしてゆきます。この暗闇の中でハミングするという瞑想はエラノス理論の中でも最も重要なものの一つとされており、倍音の瞑想効果が非常に高いことを示す最も代表的な瞑想の一つです。

いわゆる鼻にかかった鼻声でハミングをしてゆくとより効果的です。志村けんさんのバカ殿を模倣したような少し滑稽な平たい、鼻にかかったような音色で「ンー」と口を閉じて発声してゆくと豊かな倍音が声の中に含まれてゆきます。なるべく長く発声すると効果的です。発声も長くしてゆくと血中の二酸化炭素濃度が上昇してゆきます。血中の二酸化炭素濃度の上昇はフォスフェン≒エントプティック発動のための重要な要素ですが、無理をする必要はありません。これを1セットとして、5分～15分行います。これもフォスフェンが発動してくれれば成功です。

他にも30分ほどのランニング、激辛料理を食べる。痛かった記憶をイメージする。例えばタンスの角に小指をぶつけたなどをイメージするなども超ゾーン＝フォスフェン・タイプ4の効果を補うことが出来ます。

超ゾーン＝フォスフェン・タイプ４

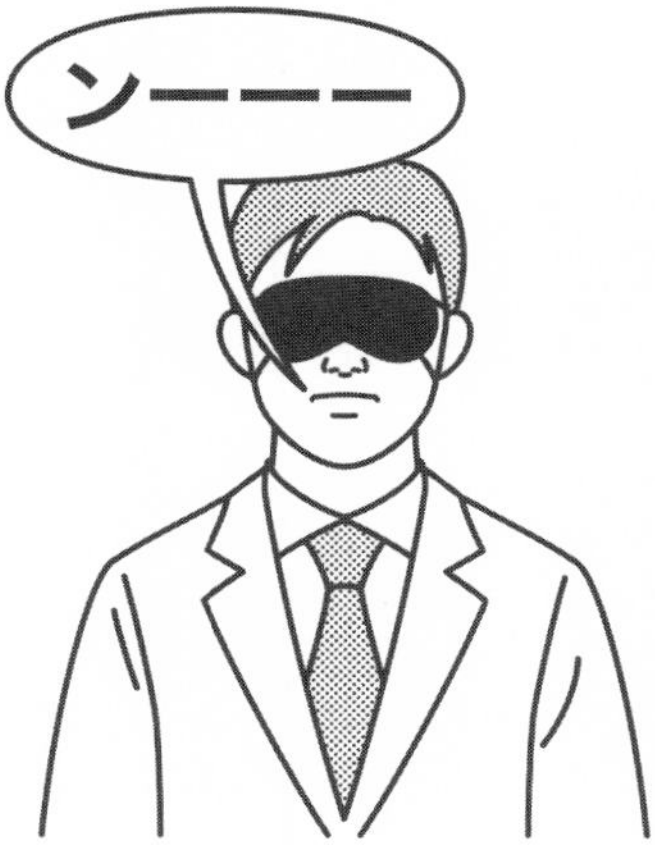

目隠しをし、（あるいは真っ暗な部屋で）口を閉じて「ンーーーと」長くハミングをしてゆきます。

●超ゾーン＝フォスフェン・タイプ４の効果

超ゾーン＝フォスフェン・タイプ４はエンドルフィンやドパミンが分泌され、想像力、記憶力、アイデア力、集中力などが上がります。

●ビジネスや日常にどう活かせるのか？

超ゾーン＝フォスフェン・タイプ4は、想像力、記憶力、アイデア力、集中力などが上がるため、企画力や仕事の処理スピードが上がり、2分の1から3分の1の時間でハイクオリティの仕事を行うことが可能になります。

超ゾーン＝フォスフェン・タイプ5（スパイク・ニューロン・モード）

超ゾーン＝フォスフェン・タイプ5は、狭義の超ゾーン＝フォスフェンの発動状態であり、数種類の神経伝達物質がカクテルされてゆき、その放出量も数倍まで高まります。2章で行ってきた超ゾーンのためのフォスフェン≒エントプティック発動の瞑想をより強力に行ってゆき、その精度を高めてゆきます。

超ゾーン＝フォスフェン・タイプ5の瞑想トレーニングは、2章で紹介した瞑想トレー

ニングメニュー複数を同時に行います。例えば、
真っ暗にした部屋で尺八を聴きながら息を止める。

真っ暗にした部屋で痙攣の模倣をしながらオノマトペ（擬音）を発声する。

真っ暗にした部屋でYouTubeの焚き火動画を見ながらひたすらシャックリを模倣する。

など、複数のメニューを組み合わせて行います。

また、上記は組み合わせの一例であり、組み合わせの可能性は無限大です。やりにくいメニューは行う必要はありません、やりやすいメニューを二つ以上チョイスして行います。

超ゾーン＝フォスフェン・タイプ５

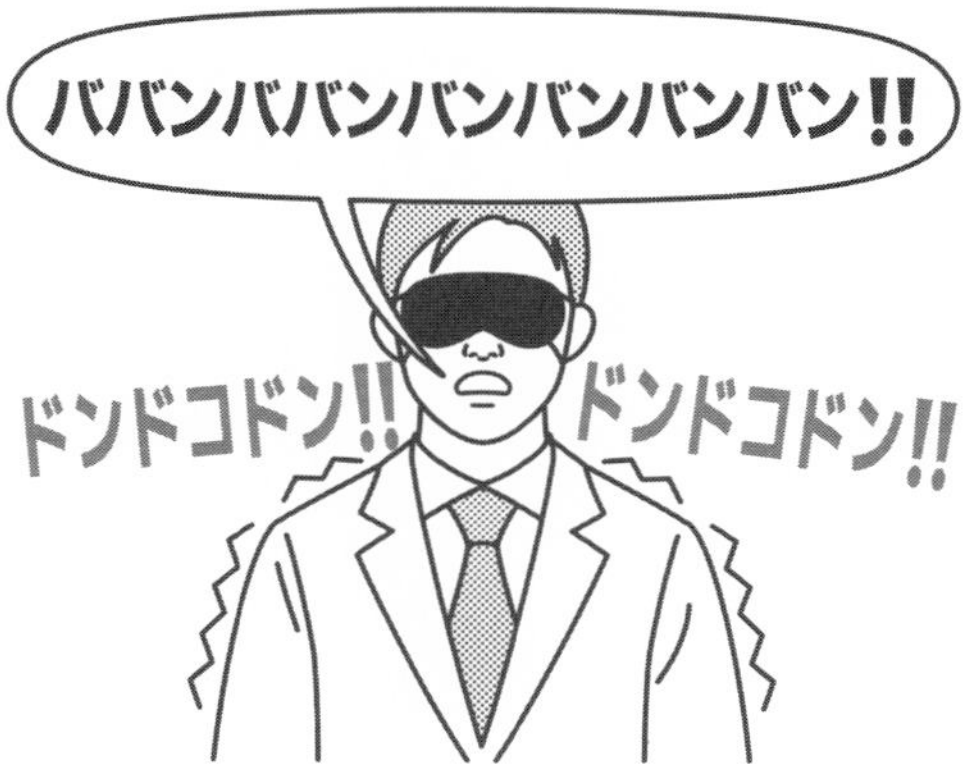

２章で紹介しました瞑想を組み合わせてゆきます。
例えば、目隠しをし、痙攣しながら「ババンババンバンバンバンバン！」とオノマトペをひたすら言ってゆきましょう。その際にテンポ200超えのドラムとドラムの低周波音を聴きながら行うと効果的です。

●超ゾーン＝フォスフェン・タイプ５の効果

超ゾーン＝フォスフェン・タイプ５はニューロン発火発動がより強力に起こり、フォスフェン≒エントプティックもより強力に発動してゆきます。エンドルフィン分泌が強化され、様々な神経伝達物質がカクテルされてゆきます。超ゾーン＝フォスフェン・タイプ1～4の全ての効果、効能をバランスよく含む、マルチ・タイプとなります。

●ビジネスや日常にどう活かせるのか？

超ゾーン＝フォスフェン・タイプ5は基本的には超ゾーン＝フォスフェン・タイプ1～4の全ての効果、効能をバランスよく含む、マルチ・タイプとなります。従ってほとんど全てのビジネス・パフォーマンスに対応出来ます。皆さんが思い描くほとんどのパフォーマンスに理想的な反応を可能とします。

現前性モード（存在感を高めるモード）

存在感のことを演劇学では現前性と呼び、俳優トレーニングの最も重要なものと考えられてきました。存在感は俳優のみならず、プレゼンや営業あるいは恋愛などにおいても極めて重要なものとなります。存在感がなければ、まず相手になかなか覚えてもらえませんし、相手から重要な企画、重要な仕事、重要な存在とは思ってもらえない可能性も高いからです。

これはプレゼンテーションの理論やビジネスパーソンのスキルに関する理論の先駆者の一人であるデール・カーネギーも述べているところです。

存在感を高めるには身体のバランスを様々にとるトレーニングをすることです。ハタヨーガ（ヨガ）もアーサナと呼ばれる様々なポーズをとりますが、あのような様々な身体バランスの運動をとると神経伝達物質が分泌され、それにより存在感が高まることが、演劇論あるいは演説論からも証明されていることなのです。

アドルフ・ヒトラーが演説の名人であったことは有名ですが、ヒトラーは演説の際の様々なポーズをとる練習をかなりしていたようです。実際にヒトラーがポーズを練習している写真が数多く残っていますが、これは演劇学では「贅沢なバランス」と呼ばれる存在感を高めるポーズであり、現前性を飛躍的に高める効果があるのです。

存在感を高める現前性モードのトレーニングは、超ゾーン＝フォスフェン・タイプ1〜

5までを訓練した上で、以下のような訓練をします。

例えばやや重たいものを持ちます（カバン、ダンベルなど、少々重たいものならば何でも問題ありません）。2分ほど持ち、重さを記憶します。

今度は何も持っていない状態で、先ほどのカバンなどを持った状態と同じ感覚が生まれるようにイメージします。

このようにイメージの力で身体バランスを様々に変えることが出来るようになることが存在感を高める基本となります。

上記が出来たら、「不安定なバランス」と呼ばれる現前ポーズをとってゆきましょう。フランスの著名な演劇理論家であるドゥクルーは、不安定なバランスで寛げることが、存在感を生み出す奥義であると語っております。

片足立ちなどのバランスが不安定なポーズをとり、その状態で寛げるような訓練をしてゆきます。どんなポーズでも構いませんが、油断するとバランスを崩してしまうような不安定なバランスをとり、その状態で寛げるようにしてゆきます。5分～15分その状態で寛ぐことが出来ると良いでしょう。

他にも憧れの俳優などをよく観ることも存在感のトレーニングになります。観るだけでトレーニングになるのは実は我々の脳の前頭葉や頭頂葉にはミラーニューロン（ミラーシステム）という神経細胞があり、観た動きを脳の中で学習出来る機能があるのです。例えばアクション映画を観ると実際にアクションをしたかのような反応をミラーニューロンがするのです。

アクション映画などを観て、身体が動き出したくなる感覚になる人も多いかと思いますが、それは我々のミラーシステムの働きによるところが大きいのです。

他にもドラゴンボール、ONE PIECE、ナルト、戦隊ヒーロー、仮面ライダー、ウルトラマンやセーラームーン、プリキュアなどのバトル漫画、特撮ヒーローやバトルヒロインものには、派手なポーズが多くありますが、ああいった派手なポーズを模倣することは「贅沢なバランス」のトレーニングに相当し、存在感を高める効果が高いのです。

実は、漫画、アニメ、特撮における派手な決めポーズは中央アジアに伝わる強力な瞑想の奥義のポーズとも類似しており、現実にあのようなポーズ（例えばウルトラマンのスペシウム光線やドラゴンボールの孫悟空のかめはめ波など)を連続してとることでも瞑想効果を作り出せること、神経伝達物質を放出させられることがわかっているのです。

存在感を高める様々な訓練を紹介してきましたが、上記すべての存在感を高めるトレーニングの効果をまとめて出来るものとしてお勧めなのが、「シェー!」の瞑想です。「シェー!」とは、もちろんあのかの有名な国民的なギャグです。

『おそ松くん』のメインキャラクターであるイヤミが驚いた際にする「シェー!!」というポーズと叫び声はかつて社会現象になるほどでしたが、昨今でもCMや銀魂のアニメ監督である藤田陽一さんによる『おそ松さん』などがヒットしているので、おそらくは殆んどすべての年代に知られているギャグだと思います。この「シェー!」は超ゾーン=フォスフェン瞑想や現前性モードの瞑想に非常に高い効果を発揮するのです。

アニメ、漫画、特撮における派手な決めポーズは中央アジアの瞑想の奥義に近いということは上述した通りですが、演劇学における現前性の奥義は「不安定なバランス」すなわち片足立ちです。

片足立ちは様々な神経伝達物質を放出させる効果があるのです。

また、鋭い裏声とノイズのあるシャウティング（叫び声）も倍音をたっぷり含んでいるため、フォスフェン≒エントプティックを発動させやすいのです。

この中央アジアの伝説の瞑想の奥義と殆んど同じ効果を持つと考えられる「シェー‼」瞑想を行って見ましょう。

薄暗い部屋で、テンポ２００のドラムのリズムを流し、それにあわせて何度も片足立ちで「シェー‼」「シェー‼」「シェー‼」「シェー‼」「シェー‼」「シェー‼」「シェー‼」とシャウトしましょう。

かなり疲れると思いますが、様々な神経伝達物質が放出されるのが実感出来るはずです。

もちろん長い時間行えば目隠しをせずともフォスフェン≒エントプティックが発動してゆきます。

現前性モード

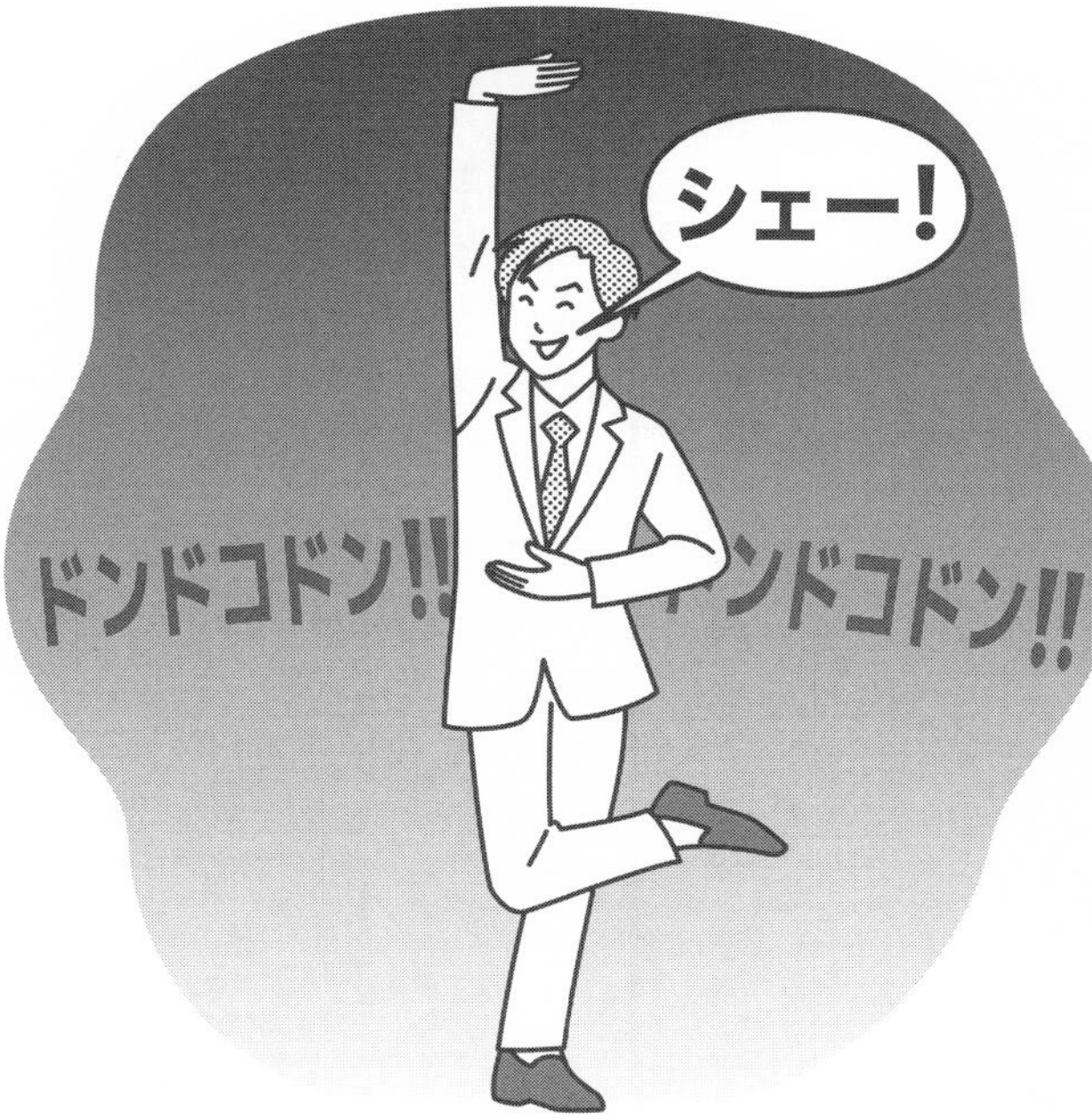

薄暗い部屋でテンポ200超えのドラムとドラムの低周波音を聴きながら、片足立ちで「シェー!」「シェー!」「シェー!!」と何度も叫びます。また、往年の特撮ヒーローのポーズやドラゴンボールの孫悟空やナルトの必殺技のポーズをとるなども神経伝達物質を放出させ、現前性(存在感)を高めます。

●現前性モードの効果

現前性モードは超ゾーン＝フォスフェン・タイプ2の応用型で、身体バランスをイメージにより変化させやすくなります。

また、それにより様々な神経伝達物質が放出されて、存在感がアップすると考えられています。演劇学において存在感の基本はイメージによる身体バランスを変化出来る能力を言います。

イメージにより身体バランスが反応しやすくなると言うことは、例えば商品がなくても身振りだけでの説明でも相手にその商品をイメージさせやすくなるのです。噺家（落語家）の方が扇子一つで蕎麦を美味しそうに食べるように身体バランス一つであらゆるものを表現出来る力も存在感を出すポイントになるのです。

●ビジネスや日常にどう活かせるのか？

現前性モードはプレゼン、営業、面接、交渉、コミュニケーション、恋愛、あるいは演説、オーディションなどのあらゆる場面で皆さんの存在を印象付けます。また、圧倒的な説得力を持ちます。

超現前性モード（究極の存在感のモード）

超現前性モードとは、現前性の究極形態と演劇学において考えられているもので、奇妙な言い方なのですが、存在感がなくなります。存在感が静かになると言った方が良いかもしれませんが、高僧や往年の武術の達人のような存在感です。

ざっくりとしたイメージですが、通常の現前性モードがギラギラとしたロックスターや若手スター俳優の現前性だとすると、超現前性モードは超ベテラン俳優や晩年の美空ひばりさんのような存在感で、落ち着きがあり、静かなのですが、圧倒的な存在感を解き放っているような状態です。

超現前性のモードのトレーニングは、あらゆる質問や要求を肯定も否定もしないで「あっそう！」と答えてゆく訓練をしてゆきます。

基本的には「あっそう！」とひたすら独り言を言うだけです。イメージ上の相手から何かを話かけられ、ただひたすらに「あっそう！」と答えます。そこには肯定も否定もなく、ただ内容を受け流すつもりで「あっそう！」あるいは「沈黙」で答えてゆきます。

●超現前性モードのトレーニングの例1

頭の中の声「ラーメン屋は◯◯が一番美味しいですよね？」

実際に声に出し「あっそう！」

頭の中の声「いや！◯◯はよく味わうと麺がいまいちです！」

実際に声に出し「あっそう！」

●超現前性モードのトレーニング例2

頭の中の声「楽しく生きることが大事です！」

沈黙する「……」

頭の中の声「人生は苦労することが大事です!」

沈黙する「……」

このように様々な対立する考え方を脳内に流して、それを否定も肯定もせずに「あっそう!」あるいは「沈黙」で受け流してゆくトレーニングをしてゆきます。

また、チベットに伝わる通称、「無頓着の技法」も効果的です。凄く好きなものと、凄く嫌いなものをイメージし、凄く好きなものに執着がなくなる感覚、凄く嫌いなものがそうでもなくなる感覚をイメージしてゆきます。これをあらゆるものごと(例えば食べ物の好き嫌い、人間の好き嫌い、生と死、病と健康、光と影、幸福と不幸といった一般的に相反すると思われていることで行ってゆきます)で行ってゆきます。あらゆる物事に対して幸せと不幸の中間、好き嫌いの中間の感覚を捉えてゆきます。あるいは「注意力の分割」と呼ばれるテクニックも同様の効果を得られる強力な瞑想です。

「注意力の分割」とは?普通は青空を見る時に注意は青空に向かいますが、これを内側(自分自身の精神)と青空の両方に同時に注意を向ける訓練をしてゆきます。普通は内側(自分自身の精神)に注意を向けますと、青空への注意が無くなると思いますが、これを同時に青空と自分の内側に注意を向けられるようにしてゆくのです。
これらの瞑想テクニックにより超現前性モードが発動してゆきます。

超現前性モード

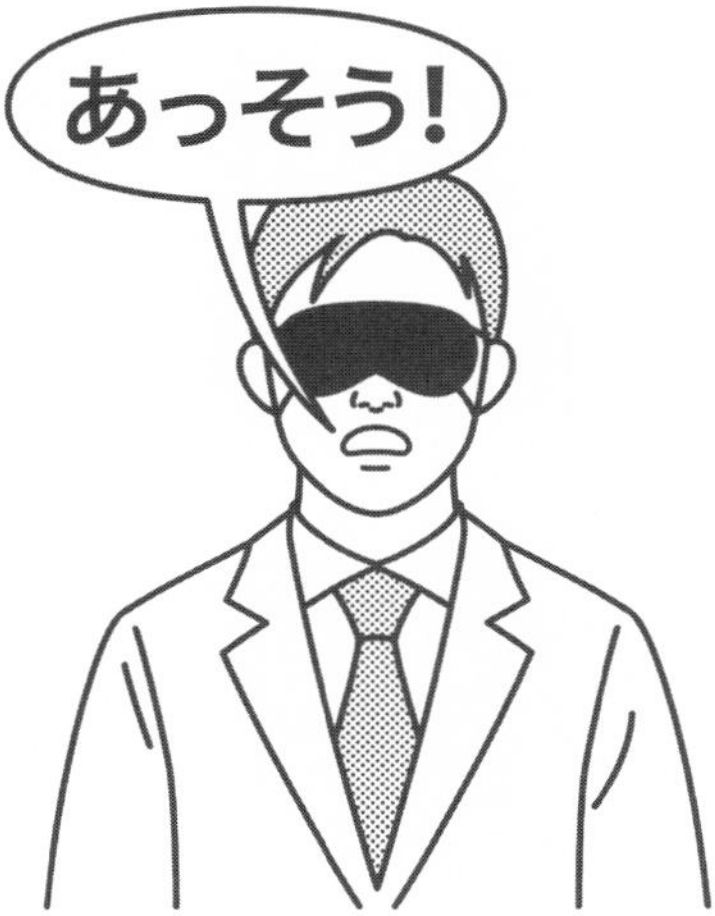

目隠しをした状態で、(あるいは真っ暗な部屋で)脳内に様々な考えを浮かばせ、それに対して肯定も否定もせずに「あっそう!」と受け流してゆきます。あるいは注意力の分割を行ってゆきます。注意力の分割とは、例えば青空を見る時、青空と自分の心の中の両方に注意を向けるようにしてゆきます。

●超現前性モードの効果

超存在感のモードも超ゾーン=フォスフェン・タイプ4の応用型で、静かで穏やかだが、圧倒的な存在感を得ることが出来ます。そもそも、超ゾーン=フォスフェン・タイプ4の要となるエンドルフィンは高僧などのタイプに特徴的なため、穏やかだが物事を冷静に判断し導けるタイプになります。

●ビジネスや日常にどう活かせるのか?

超存在感のモードは高僧などのタイプに近く、穏やかだが物事を冷静に判断し導けるタイプになるため、仲裁、謝罪、お詫びといったビジネスにおける問題が発生した際にあらゆる問題を受け流し、解決してゆく存在感を発揮してゆきます。

静かで、穏やかな存在感ですが、決して弱々しいものではなく、どんなに大きな問題が起ころうとも常に何か大きな切り札があるかのような存在感を発揮します。超現前性モードで放出されるエンドルフィンの分泌はそのような印象を相手に与えるのです。

あるいは恋愛における復縁などにも役立つでしょう。あらゆることを俯瞰してゆく感覚が強まるため、問題点を明らかにし、問題を解決してゆくことが可能になるのです。
また、そもそもこのモードを高めることで相手の心の地雷を踏むことを少なくしてゆくことが出来ます。

心の地雷とは、例えば『バック・トゥ・ザ・フューチャー』という映画の主人公マーティーは、普段は穏やかなのですが、ただ1つ「腰抜け！」と言われるとキレるという設定がありましたが、これが典型的な心の地雷です。

武術には心の地雷を見極めるテクニックがありますが、この超現前性モードも俯瞰する力を高めるエンドルフィンを放出することで、相手の心の地雷を見極め、それを踏まないようにしてゆく身体感覚が身に付いてゆくのです。

グループフロー・モード（チーム全体、企業全体が超ゾーン＝フォスフェン発動状態に入るモード）

チーム全体、企業全体がゾーンを発動させてゆく現象が確認されており、これをグループフローと言います。あるいは社会学では、集団的沸騰と呼ばれてきた現象で、似た現象はライヴイベント、ワールドカップ、オリンピックなどでも起こります。グループフローは、一人一人がゾーンに入ることもそうなのですが、ミラーニューロン（ミラーシステム）の反応や神経科学で示唆されているようにチーム全体の脳の同期現象が起こるとされております。

この現象（グループフロー）は基本的には以下の３つあるいは、４つの要素により、発動させることが可能です。

1、即興性
2、歌い踊り

3、演じる

グループフローのトレーニングは、基本的にはチーム全員、企業全員に全ての超ゾーンに入るための超ゾーン＝フォスフェン瞑想トレーニングを行ってもらいます。

その上で、チーム全員で超ゾーン＝フォスフェン・タイプ2の瞑想トレーニングなどを行います。グループフローのためには基本的には激しい呼吸（過換気呼吸）や激しいシャウト発声をしながら集団で激しい地団駄を踏む瞑想トレーニングが効果的です。地団駄のような大地を踏む運動は瞑想効果が非常に高く、世界各地の瞑想の重要なテクニックとして知られております。あるいは、集団で小刻みに跳躍する。集団でその場でぐるぐると旋回するなども非常に効果的です。

地団駄、跳躍、旋回は世界各地の身体運動を伴った瞑想の最も基本的な動きとされ、瞑想として強力なものです。

こうした運動（過換気呼吸、シャウト、地団駄、跳躍、旋回）をランダムで即興で行い、全体のバランスを見ながら場を盛り上げてゆきます。他のメンバーの反応に呼応しながら

グループフローモード

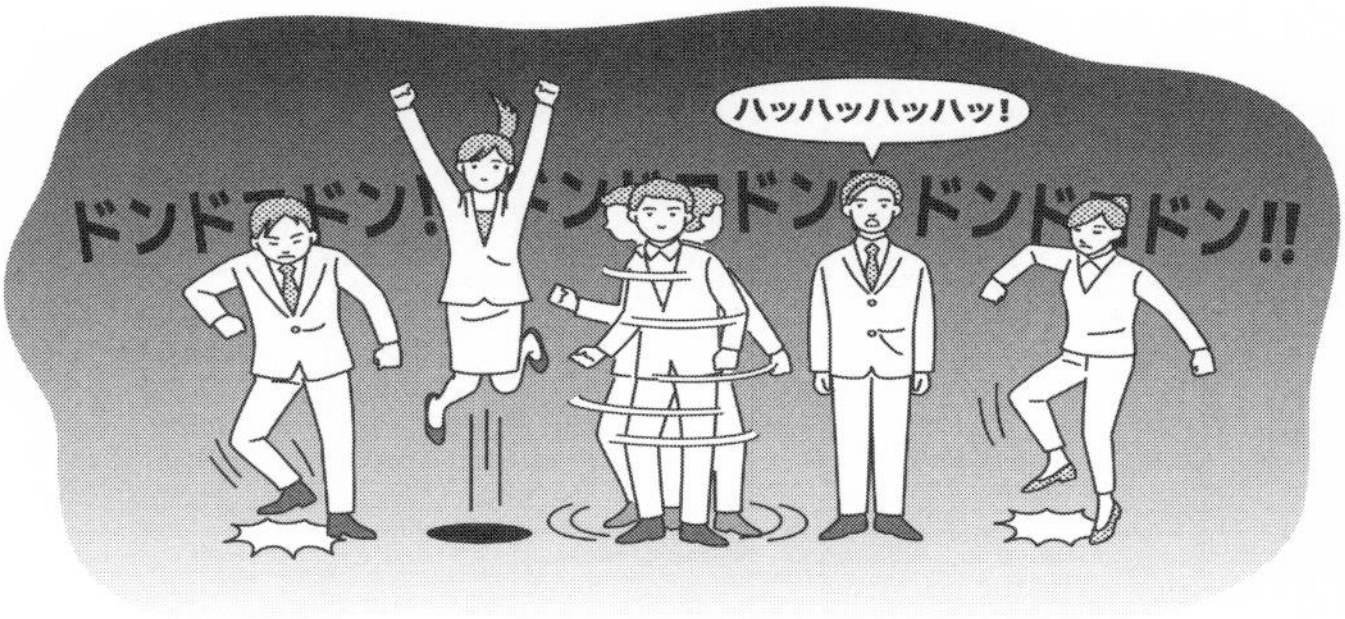

薄暗い部屋で、チーム全員で、地団駄、旋回運動、跳躍運動、激しい呼吸などをテンポ200超えのドラムとドラムの低周波音を聴きながらひたすら行ってゆきます。

即興で上記パターンを選択してゆくこともグループ・フローを発動させる重要な条件になります。

また、超ゾーン＝フォスフェン・タイプ1の訓練をチーム全員で行うとセロトニンが分泌されますので、共感力が高まりチームワークが深まる傾向があります。あるいはオノマトペ（擬音語、擬態語）だけで即興でフリートークをしてみるのもグループフローを発動させる効果があります。

●グループフロー・モードの効果

グループフローは、チーム全体が超

ゾーン＝フォスフェン・タイプ2に入った状態になり、集中力、身体能力が高められ、プレゼンなどのパフォーマンス能力を高められると同時にチームワークが高まります。また、超ゾーン＝フォスフェン・タイプ1を全員で訓練することで共感力が高まります。

セロトニンは共感力を高める効果があるからです。

●ビジネスや日常にどう活かせるのか？

グループフロー・モードは、チーム全体のチームワークが高まります。大きなプロジェクトを行う時、個人の力だけでは困難なシーンにおいて、グループフローは効果を発揮します。

バロンモード（企業全体が超ゾーン＝フォスフェン発動状態に入るグループフロー・モードに導くビジネスリーダーのモード）

チーム全体、企業全体を超ゾーンに導くグループフローについての解説をしましたが、グループフローをより完璧なものにするには、やはりビジネスリーダーが真のリーダーである必要があるかと思います。真のリーダーはカリスマ的な政治家やカリスマ的な歌手や俳優あるいはアスリートのような集団的沸騰(グループフロー)を発生させる力があることが必須と言えるでしょう。

そのような真のビジネスリーダーのモードをバロンモードと言います。バロンとはインドネシアのお祭りに登場する獅子舞のような聖獣で、バロンが登場すると会場が一気に集団的沸騰を起こすことが神経科学的な実験から解っています。

バロンには鈴が仕込まれており、バロンがその鈴の音を鳴らすのですが、この鈴の音は、倍音の塊であり、特に超高周波すなわち2万ヘルツを超える人の耳には聴こえない高さの音が含まれており、この倍音や超高周波が人を一気にゾーンに導くことが解っているのです。バロンモードとは、この聖なる獣のように場を一気に超ゾーンに導く存在になることを言います。

バロンモードにより真のビジネスリーダーになるには、すべての超ゾーン=フォスフェン・タイプをトレーニングした上で、更に発声能力、身体能力そのものを向上させます。

場を一気に集団的沸騰に導く倍音はダミ声により鍛えられます。

ダミ声でデロレン、デロレンと発声する。これを5分ほど行います。

ダミ声の訓練をすると声の倍音（声の響き）が格段に豊かになり、その倍音豊かな声は他者を超ゾーン＝フォスフェン状態に導く効果が上がります。ダミ声を発声するのが難しい人は咳払いをします。咳払いは誰でも簡単にダミ声が出ます。咳払いをヒントにだんだんとダミ声が発声出来るようにしてゆきます。

更にビジネスリーダーとしての身体を鍛えてゆきましょう。

カリスマ的な身体の最大の条件は軽く肘を曲げた状態で手のひらを下に向けた状態で前に出し、ゆっくりと空中を滑らせるような運動をしてみることです。美空ひばりさんが歌唱中に良く行われていた所作でもあり、落ち着いた貫禄のある存在感を発動してゆきます。

これらをよくトレーニングされた上で、チーム全員で超ゾーン＝フォスフェン・タイプ

バロンモード

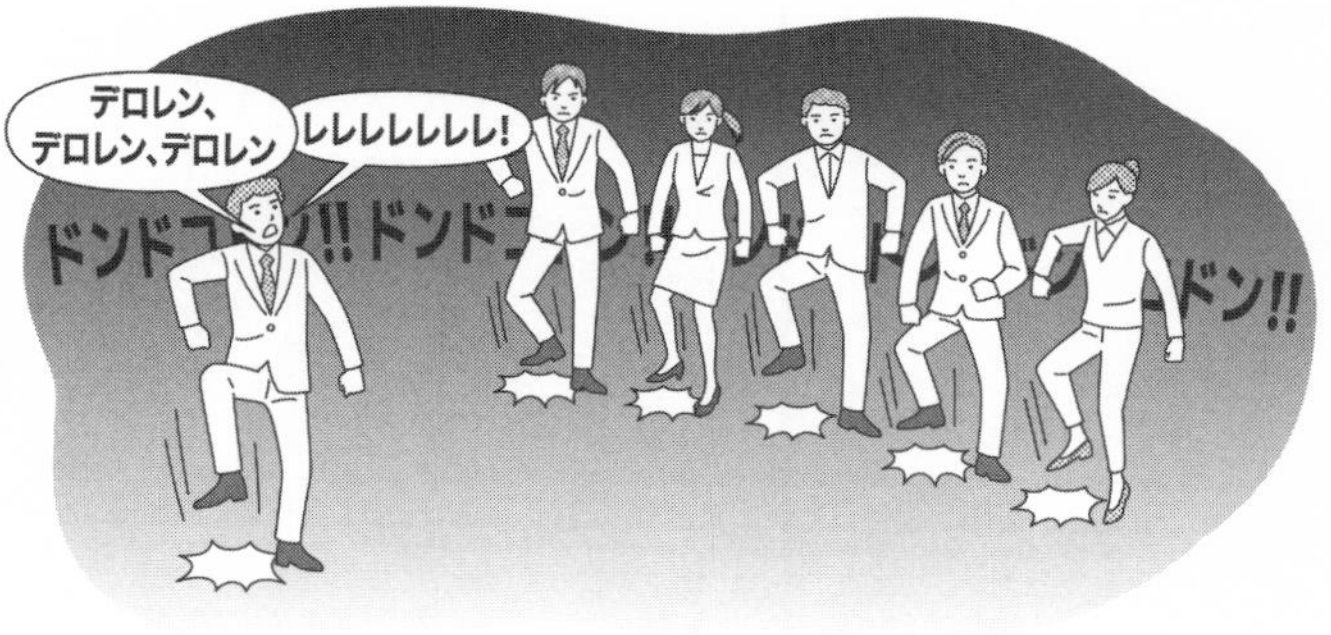

薄暗い部屋で、リーダーがダミ声で「デロレン、デロレン」あるいは裏声のユーユレーション「レレレレレレレレ！」で場を盛り上げて、メンバーはリーダーに呼応するように地団駄を踏む、あるいは旋回運動、跳躍運動、ダミ声でレスポンスするなどをひたすら行ってゆきます。

2を訓練しながら、リーダーであるあなたがダミ声でデロレン、デロレンと発声してゆき、それをコールアンドレスポンスでチーム全員が返してゆきます。

あるいは、ユーユレーションという発声をします。ユーユレーションは裏声で舌をレレレレレレレレ!と素早く動かして発声するもので、場を高揚させる効果があります。

これらの倍音をたっぷり含んだ発声で、場を盛り上げてゆきます。他にもグループフローで紹介したシャウト、地団駄、跳躍、旋回などをリーダーが行い、チーム全員がそれを返してゆくと場の集団的沸騰は高まり、グループ・フローがいつでも発動しやすくなります。

●バロンモードの効果

バロンモードも基本的には超ゾーン＝フォスフェン・タイプ4の派生型であり、ビジネスリーダーのモードです。従ってチーム全体、企業全体を引っ張ってゆく効果があります。

●ビジネスや日常にどう活かせるのか？

バロンモードは、ビジネスリーダーのモードです。従ってチーム全体、企業全体を引っ張ってゆく効果があります。チームのチームワークが乱れた時、意見がまとまらない、チーム全体のモチベーションが低下した際にバロンモードは全体の意識を高め、チーム全体をグループフロー化してゆく効果があるのです。

息を吸いアクティブに、息を吐きリラックスし、息を止めトランセンデンタル（超越的）になる

このように私達は様々な超ゾーン＝フォスフェン・タイプにより、様々な意識状態を発動させてゆくことが出来るのです。これまでの基礎・中級編のまとめとして、超ゾーン＝フォスフェン・タイプのメカニズムを改めて確認しておきましょう。

我々の心身は以下のようなメカニズムになっているのです。

息を吸う……　アクティブ、興奮性、交感神経、アドレナリン、ノルアドレナリン

息を吐く……　リラックス、鎮静化、副交感神経、セロトニン

息を止める……　トランセンデンタル（超越的）、達人の領域、エンドルフィン

あるいは身体バランスを変化させる、倍音を聴く、重力変化（マイナスGなどの絶叫マシンなどでフワッと浮く感覚）などによっても、神経伝達物質は放出され、様々な心身の

状態になることが出来るのです。そしてこれらを暗闇の空間で感覚遮断（目隠し等）しながら行うことで、更に数倍〜数百倍の効果が生まれるのです……。

この3章までの超ゾーン＝フォスフェン瞑想トレーニングや超ゾーン＝フォスフェン・タイプのトレーニングをしっかりと出来るようになれば、すでにビジネス・パフォーマンスの達人の領域に入っていると言って良いでしょう。

4章からは更に本格的な超ゾーン＝フォスフェン瞑想トレーニングにより、更に深い状態の超ゾーンを発動させてゆきます。

第３章のまとめ

３章では超ゾーン＝フォスフェン発動には様々なタイプがあることを学び、実践しました。

リラックス効果のあるタイプ１（セロトニン・モード）

プレゼンテーション能力、営業能力を高めるタイプ２（戦闘トランスモード～アドレナリン・ノルアドレナリン・モード～）

アナロジー思考、イノベーション力、思考力を高めるタイプ３（アナンダミド・モード）

クリエイティビティを高めるタイプ４（エンドルフィン・ドパミン・モード）

あらゆるパフォーマンス能力を解放したマルチタイプであるタイプ５（スパイク・ニューロン・モード）

プレゼンテーション、営業、面接の存在感を高め、恋愛にも役立つ現前性モード

仲裁、人間関係のこじれなどの問題の解決、復縁などに役に立つモードである超現前性モード

チーム全体、企業全体が超ゾーン＝フォスフェン発動状態になるグループフロー・モード

チーム全体、企業全体をグループフローに導くことが出来るバロンモード

などの様々な目的やニーズに合わせた超ゾーン＝フォスフェンの9タイプを発動させる実践瞑想法です。

コラム

神経科学的にとらえた悟りの構造

現代においても一定数の方が悟りを開きたい、悟りの境地に到達したいと思っているようですが、これまでにも悟りに関しては、大小様々なブームがありました。

ただ、悟りに関しての一般的な認識として共通していることとしまして、悟りはブッダという歴史上の天才だからこそ到達することの出来た特別な境地、あるいは超常現象の一種のようにすら思っている方もいるようですが、どれも神経科学的に見た場合は間違った解釈です。

昨今、悟りあるいはヨーガ（ヨガ）などにおける究極の境地であるサマーディと呼ばれる境地なども神経科学的に明らかになってきております。

こうした神経科学的な見地から悟りやサマーディを見た場合、その能力は歴史上の天才のみならず、誰の中にも潜在能力として存在していることが明らかになってきているのです。

すなわち悟りもサマーディも誰にでも発動可能なものなのです。

ただし、これまでも脳科学や神経科学、認知科学による悟りの分析も行われてきていますが、こうした分析は目の付け所が悪いとやはり頓珍漢な研究結果になる場合も多いようです。中でも多いのが、悟りを道徳的なものと捉える傾向や瞑想現象をやみくもに脳科学的なテクニカルタームに置き換えてゆくような研究でした。

まず悟りとは、道徳や倫理的なものではなく、境地であり、脳や意識のある状態を指すものだということです。

また、瞑想においてコア（核）になることを科学的に研究する必要があるわけですが、瞑想の知識に乏しい目の付け所の悪い研究者たちはあまり意味のないところ、あるいは瞑想にとっての枝葉ばかりを研究してしまうのです。

藤子・F・不二雄先生の作品に『パーマン』という少年ヒーローものの作品がありますが、このエピソードで、パーマンの正体をコンピューターに分析させるという回があります。私達はメタ的にパーマンの正体を知っているわけですが、作中の登場人物はパーマン（一部のパーマン関係者はパーマンの正体を知っています。）の正体を知りません。様々な人達がパーマンの正体に関する仮説をコンピューターに分析させるわけですが、目の付け所が悪い仮説はかなり頓珍漢なパーマンの正体をコンピューターがはじき出してしまうという回でした。

多くの一般的な方達は科学を信用し過ぎているかと存じますが、自然科学もまた観察者の思い込み（パラダイム）が影響することは新科学哲学という学問が明らかにしていることです。

可能な限り、確かなことを瞑想の科学がはじき出すために重要なことは、神経科学的な研究を行う場合もインド哲学や仏典、更には世界中の全ての瞑想を研究対象にした上で分析してゆくことです。

そうした壮大な研究をしてきたエラノス理論が導きだした答えが神経科学的には悟りもサマーディもフォスフェン≒エントプティック現象の一定以上に精度が高まったものと捉えることが可能である。ということです。

そしてそれは、ブッダや歴代のヨーガの達人が達したサマーディを誰しもが発動可能であることを意味するのです。また、精度の低いサマーディであれば、誰にでもすぐにでも体験可能であるということが昨今の神経科学的な研究から明らかになってきているのです。

この精度の低い悟りや精度の低いサマーディを神経科学的にはシード（光の種子）と呼びますが、これまでの一般の人達の問題点は、シードと悟り、シードとサマーディを別物と考えてしまってきた点にあるのです。

神経科学的な研究では、精度の低いサマーディと最高段階のサマーディでは、その大きな違いとしまして集中時間の差が挙げられます。一般にサマーディは精度の低いものから12倍ずつ集中時間が伸びてゆくと考えられておりますが、この光の種子（シード）の発動時間をひたすら長くしていった先に精度の高いサマーディや悟りがあると考えられるのです。

そしてその境地の発動は本書で紹介する超ゾーン＝フォスフェン瞑想により可能であることが、エラノス理論による神経科学的な見地から明らかになっているのです。

そして、エラノスの理論は悟りやサマーディの遥か先の境地までをも明らかにしております。本書の4章～5章ではその究極の領域を明らかにしてゆきたいと思います。

第4章

超ゾーン＝フォスフェンの精度を高めてゆく瞑想法！（上級・達人編）

超ゾーン＝フォスフェン瞑想の更なる精度アップ

3章までで、超ゾーン＝フォスフェン瞑想の基礎を学んできました。4章からは超ゾーン＝フォスフェンの更なる精度アップをしてゆきます。超ゾーン＝フォスフェンには、3段階のステージがあると考えられており、3章で解説しました基本9タイプはいずれもステージ1のものになります。

本章では、ステージ1を極め、更なるステージへと精度アップしてゆくことを目指してゆきます。

さて、超ゾーン＝フォスフェンの精度アップの前に二つの要素を改めてトレーニングしてゆく必要があります。

それは超ゾーン＝フォスフェンの発動の確率と超ゾーン＝フォスフェンの発動持続時間です。

超ゾーン＝フォスフェンは初心者の方にとっては、精度の前にこの超ゾーン＝フォスフェン発動の確率と持続時間が問題になってくるかと思います。

すなわち昨日はフォスフェンが発動したけれど、今日は発動しない。あるいはフォスフェンは発動したけれどすぐに消えてしまうみたいな人もいらっしゃるかと思います。本章ではひとまず発動率と発動の持続時間を高めてゆくところからはじめてゆきましょう。

フォスフェン≒エントプティックの発動の確率と持続時間を高める瞑想

発動の確率と持続時間を高めると言いましても、基本的には2章で申し上げたことと変わりません。

2章の超ゾーン＝フォスフェン瞑想をより丁寧に行えば自ずと発動の確率と持続時間は高まってゆきますが、ここではそのコツをもう少し詳細に解説してゆきましょう。

●フォスフェン≒エントプティックの発動の確率と発動持続時間を高める瞑想。その1

2章あるいは3章で紹介してきた瞑想メニューでフォスフェン≒エントプティックが発動したら、まずはフォスフェンを凝視してゆきます。

しかし徐々にあるいは急にフォスフェンの光は消えてしまうかと思います。しかしよく集中して凝視してゆくとフォスフェンの火の粉のような微かな光が残っている場合がありますので、その微かな針の穴のようなフォスフェンを凝視してゆきます。

するとフォスフェンは再び光を強め、あるいは形を変えてゆく現象が起こります。

そのままフォスフェンを凝視してゆくとフォスフェンは安定し、発動持続時間を高めてゆくことが出来るのです。

また、発動持続時間が高まると基本的にはフォスフェン≒エントプティック発動率も高まります。

フォスフェン≒エントプティック発動持続時間は基本的には5分~10分を目指しましょう。

また、フォスフェン発動率を高めるには、フォスフェンが良く出た日の状況、状態をよく記憶しておくことです。

フォスフェンも日常の様々な要因がその発動率に影響しますので、フォスフェン発動のトリガーを確認しておくことも重要です。

ゾーンを主題にした『黒子のバスケ』においても赤司征十郎というキャラクターがゾーン発動のトリガーを確認するシーンがありますが、ゾーンは基本的には玄妙かつ繊細なものですので、特有のトリガーを発見しておくのは有効です。

因みに赤司征十郎のゾーンのトリガーは仲間への失望でした（逆に準主人公の火神大我は仲間を守る為の意思がゾーン発動のトリガーでした）。

野球のイチロー選手をはじめとして多くのアスリートが最高のパフォーマンスにするためのルーティンワークをするのも基本的にはゾーンに入りやすくするためなのです。

●フォスフェン≒エントプティックの発動率、持続時間を高めるその2～遮光性を高めて、息を止める時間を長くする～

これまでにも度々解説してきましたが、フォスフェン≒エントプティック発動の最も重要な要素は、感覚遮断と意識的な酸欠です。

すなわち視覚情報を遮断（暗闇、目隠し）することと呼吸停止（息を止める）、あるいは過換気呼吸（激しい呼吸）で意識的酸欠状態にすることですが、基本的にフォスフェン≒エントプティックの発動率が低い方や発動持続時間が短い方は前述の条件を十分に充たせていない可能性が高いといえます。

基本的にはより暗く、可能な限り光を遮断し、より長く息を止める必要があります。

また、可能な限り長い時間、暗闇、光を遮断した状況にいることも重要です。

アイマスクなども遮光性（光を遮断出来る機能）に差があるため、可能な限り、遮光性の高いアイマスクを使用するなども効果的です。

息を止める時間や過換気呼吸（激しい呼吸）は多くの方は、過保護に行いすぎてしまう傾向があります。

すなわちまだ息を止められるはずが、すぐに苦しいと息を吸ってしまう、あるいは過換気呼吸も少しクラクラした段階で諦めてしまう人が一般に多いのですが、それはある程度追い込みをかける必要はあります。

ただ難しい点としまして、本当に無理をしてしまうのはよろしくないので、その見極めが難しいところです。

「もう少し追い込みをかけるべきか、引き返すべきか」

この見極めの方法として、ビジネスや恋愛学、政治的手法にはサラミ戦術と呼ばれるテクニックがありますが、これを応用することをお勧めします。

サラミ戦術とは、サラミを薄く切るように少しずつ目的に近づいてゆき、大きな目標を達成するテクニックです。

例えばですが、恋愛の目標を結婚とした場合、知り合ったその日にいきなり「結婚しましょう！」あるいは「お付き合いしましょう！」ではハードルが高く、難しいケースが殆んどかと思います。

まずはデートから、あるいは喫茶店でお茶から、それでもハードルが高い場合は駅まで一緒に帰る、あるいは鉛筆、消しゴムの貸し借りなどからはじめる……。

要するに相手に拒否されないところからサラミを薄く切るように徐々に目標に近づいてゆくのがサラミ戦術です。要するに息を止めるのが、少し苦しいけど、今日は昨日より5秒だけ（あるいは1秒だけ）長く耐えてみようと瞑想をしてみる。

全く問題ないようなら、翌日は更に数秒長くしてみるという感じで徐々に長くしてゆくのです。

このように心身が拒否をしないレベルで少しずつ目標に近づいてゆくことをお勧めいたします。

こうしてゆくと徐々に呼吸のテクニックは磨かれてゆき、長い時間息を止めることが出来るようになってゆきます。2分～3分の息止めは出来るようになってゆくでしょう。

また、東南アジアの海洋漂泊民（素潜りが得意な民族）の研究から長く息を止める訓練を行ってゆくと脾臓が呼吸に関わりはじめ、より長く息を止めることが出来るようになることが知られています。

息を止める時間が長く出来れば出来るほど超ゾーン＝フォスフェン発動率、発動持続時間は高まり、それは精度アップにつながりますので少しずつ無理のない範囲で息を止める訓練を行ってゆくことをお勧めいたします。

ただし、1分以上の息を止める瞑想トレーニングに関しては必要以上に無理をしてしまう方もおりますので、くれぐれもご注意ください。

心配な方は必ず信頼出来る指導者につくか、あるいは介助者（友人やご家族）について頂くのもよいでしょう。

その場合は、暗闇の部屋でなくとも、遮光性の高いアイマスクによる瞑想トレーニングで問題ありません。

また、精度の高いフォスフェン≒エントプティック発動時は呼吸は努力せずとも自然に止まります。

そしてフォスフェンも自動的に発動している状態になるのですが、その状態になるまでに前述のような様々な工夫と鍛練が必要になるのです。

ヨーガ（ヨガ）でもはじめは意識的に息を止めること（意識的に息を止めることをサヒ

タクンバカといいます）を行いますが、瞑想が深まると自動的に息が止まる状態が起こります（自動的に息が止まる状態をケーヴァラクンバカといいます）。

私達は何でも自力で行おうとしますが、実は究極的な領域においては身体が勝手に行ってくれます。私達に出来ることは、心身が究極の仕事を自動的にしてくれるようなトリガーまでです。

『黒子のバスケ』のキャラクターの緑間真太郎の決めゼリフである「人事を尽くして天命を待つ」は超ゾーン＝フォスフェン発動のためにも極めて重要な考えでしょう。

要するに可能な限りの工夫と努力をし、心身の潜在的力が自動的に仕事をすることを待つということです。それが真に精度の高い超ゾーン＝フォスフェン発動なのです。

超ゾーン＝フォスフェンの精度には3段階ある

フォスフェンの発動率、発動持続時間が安定してきたら、いよいよフォスフェンの精度を上げてゆきます。

先述したように、超ゾーン＝フォスフェンの精度も厳密にはほとんど無限ですが、神経科学的には典型的な3つの段階があると考えられております。本章では第2段階まで見てゆきたいと思います（第3段階は5章で解説してゆきます）。

超ゾーン＝フォスフェンのステージ1はこれまで学んできましたように、フォスフェンが瞼の裏や額あたりに感じる状態が一瞬から数十秒起こる状態の人が殆んどだったかと思いますが、これを5分〜10分以上フォスフェン≒エントプティックの発動をキープ出来るようにしてゆきます。

ステージ1のフォスフェンあるいはエントプティックも人によって様々な形態があることが知られていますが、このパターンをフォームコンスタントと言いまして、一般的に最も発動しやすい形態は格子模様（グリッドパターン）と振動パターン（オシレーションパターン）であると考えられております。

格子模様（グリッドパターン）はいわゆるチェック柄とか市松模様などのような形の光

のパターンです。また、格子模様とドットパターンと呼ばれる光の粒のパターンはセットで発動することが多いことが知られています。

振動パターンと呼ばれる形の代表的な形態は放射状パターンとジグザグパターンで、共にバイブレーション機能があるかのように振動しながら顕れてくる特徴のある光のパターンです。

これらのパターンは単独で顕れてくることもあれば、複数のパターンが同時に顕れてくることもありますが、格子模様や振動パターンに集中してゆき、発動率、持続時間を高めてゆきます。

この状態が安定してくると超ゾーン＝フォスフェンのステージ２（第２段階）と呼ばれる状態が発動してきます。

超ゾーン＝フォスフェンのステージ２はフォスフェン≒エントプティックと脳の記憶を司る海馬や側頭葉などに貯蔵された記憶とが関連を持ちはじめ、フォスフェンが意味のあるものへと変化してゆきます。

例えば車や電車からの景色やあるいはミカンやリンゴといった身近な経験とフォスフェンが重なる現象が起こってくるのです。

要するにかなりリアルな光の映画のような現象が脳内で発動するのです。

ステージ2の精度が高まってきますと、段々と脳の記憶の貯蔵庫の古い記憶が解放されてゆきます。

幼い頃の記憶が、鮮明なリアルな光の映画として脳内に顕れてゆきます。

例えば、ドラえもん、ピカチュウ、ウルトラマン、仮面ライダー、あるいは往年のヒーロー、月光仮面や七色仮面のような幼い頃に慣れ親しんだヒーローやキャラクターがリアルな光のビジョンとして顕れてくるのです。

また、幼い頃の様々なノスタルジックなビジョン、例えばよく遊んだ公園や遊園地などのビジョンが光の映画として脳内に映し出されてゆきます。

また、見たことがないはずなのに、なぜか懐かしく感じる風景など、自分自身には意識されていないような非常に古い記憶もノスタルジックな光の映画として顕れてくることも多いのです。

最も多く報告されているステージ2の典型的なパターンとしては、水中から外を見ているビジョン、空から町並みを見ているビジョン、ノスタルジックな遊園地のビジョン、走馬灯のビジョン、等が挙げられます。

側頭葉などの脳の記憶の貯蔵庫に貯蔵された古い記憶がフォスフェンやエントプティックと結びつき、このようなノスタルジック光の映画として顕れてくるのです。

また、神経科学の研究者の多くは、この現象は脳内のメカニズムからいって神経生理学レベルのパターンであり、いわゆる狭義の幻覚とは区別すべきものであるとしております。

最大の特徴は超ゾーン＝フォスフェンのステージ2の光のビジョンは脳内のバランスがとれているため、不安や恐怖を感じることがないのに対し、狭義の幻覚は不安や恐怖が強く現れてくる場合があります。

厳密に言うと、超ゾーン＝フォスフェンのステージ2にもある種の恐怖は感じられます。

ただし、これはいわゆる恐怖と魅力とが交錯したような感情です。

絶叫マシンとか、いわゆるちょい悪な異性に魅力を感じるみたいな感覚に近いといったら良いでしょうか？　こういった恐怖と魅力とが一体化した感覚を専門的に【ヌミノーゼ】

と呼びますが、現象学的な研究から瞑想が深まるとこの感覚が起こってくると考えられております。

この超ゾーン＝フォスフェンのステージ2を集中してゆくと超ゾーン＝フォスフェンは更に変化してゆきます。

超ゾーン＝フォスフェンのステージ2－2（ステージ3への移行部）

超ゾーン＝フォスフェンはステージ2とステージ3の移行部を発動させてゆきます。ステージ3は底なしに深い領域であり、我々の意識のレンジ（領域）や可能性がとてつもない力を持っているということを改めて実感出来るかと思います。

本章ではこのステージ3の入口あるいはステージ2－2ともいうべきステージ3への移行領域で起こる特徴的な神経科学的パターンについて解説してゆきます。

このステージ2からステージ3への移行部、あるいはステージ3の入口で起こる特徴的なパターンは、回転する光のトンネル、回転する渦巻きのようなものが見えてくる現象が起こります。

（あるいは、【渦巻き現象】、【光の循環】、【光のトンネル現象】【光の爆発】【光の回旋】【光の回転】【光の流れ】等と呼ばれる神経科学的なパターンです。）

鍛錬を重ねれば比較的短い時間の瞑想でもこの段階に達しますが、初心者の段階でこのステージ３への移行部に入るには平均して90分～１２０分以上はかかるとされております。

この光のトンネルや光の渦巻きも様々なパターンがありますが、回転する格子トンネルのパターンや同じく回転する格子渦巻きパターンが最も多く、初期段階が青色の光でだんだんと赤色の光に変化してゆくことが多いとされています（他にも橙色の光、黄色の光への変化が確認されております）。

また、ステージ３への移行部では周囲が回転するような現象も感じられます。

深い瞑想では身体感覚や空間認識を司る頭頂葉に変化が起こることには、様々なエビデンスがありますが、周囲が回転するような身体感覚はこうした頭頂葉の変化からくるものと考えられております。

また、こうした光のビジョンとの一体化したような身体感覚（セネストパチー）が起こるのもこの段階で起きてきますが、これも身体感覚、空間認識の中枢である頭頂葉の変化による現象と考えられております。

この現象の間は神経科学的な光のトンネルの回転のビジョンにあわせるようにして呼吸を身体中に循環させるようなイメージで呼吸法を行ってゆきます。（逆流呼吸法）

それに伴い神経科学的な光も循環するかのような身体感覚が起こってゆきます。この段階を極めてゆきますと超ゾーン＝フォスフェンのアルティメットステージ（ステージ3）が発動してゆくのです。超ゾーン＝フォスフェンのアルティメットステージ（ステージ3）については、5章で詳細に解説することとしまして、本章では、ステージ3への移行部（ステージ2－2）までの超ゾーン＝フォスフェン瞑想トレーニングをゆきましょう。

なお、このステージ3への移行部の現象は、ステージ3への移行部のみならず、ステージ1とステージ2の移行部に顕れてくる場合も多く報告されており、ステージが変化する移行段階に起こる現象とも考えられております。

フォスフェン≒エントプティックの精度を高める！〜超ゾーン＝フォスフェン・ステージ1の精度を極める実践瞑想トレーニング〜

フォスフェン≒エントプティック発動の確率、発動持続時間が高まってきましたら、フォスフェン≒エントプティックの精度を上げてゆきます。

確率、発動持続時間が高まった段階でも精度自体もかなり上がっているわけですが、フォスフェンをしっかりと凝視（集中）してゆくことで、更にフォスフェンの精度を上げてゆくことが可能です。

このフォスフェンの凝視は人によっては眩し過ぎて難しい場合もあるかと思いますが、それはフォスフェン自体がすでにかなりの精度になってきていると考えられます。

この辺りは少し感覚的な説明になってしまいますが、上述しましたフォスフェン≒エントプティックの発動率、持続時間を高める方法の解説を参考にして頂き、後は、ひたすらフォスフェンに集中してください。

フォスフェンは様々な色や形となりながらも凝縮し、強力な光を発動させてゆきます。

そしてフォスフェン≒エントプティックが極まると明らかにこれまでとは違うパターンが発動してゆきます。

これが超ゾーン＝フォスフェン瞑想のステージ２の発動なのです。

超ゾーン＝フォスフェン瞑想ステージ１

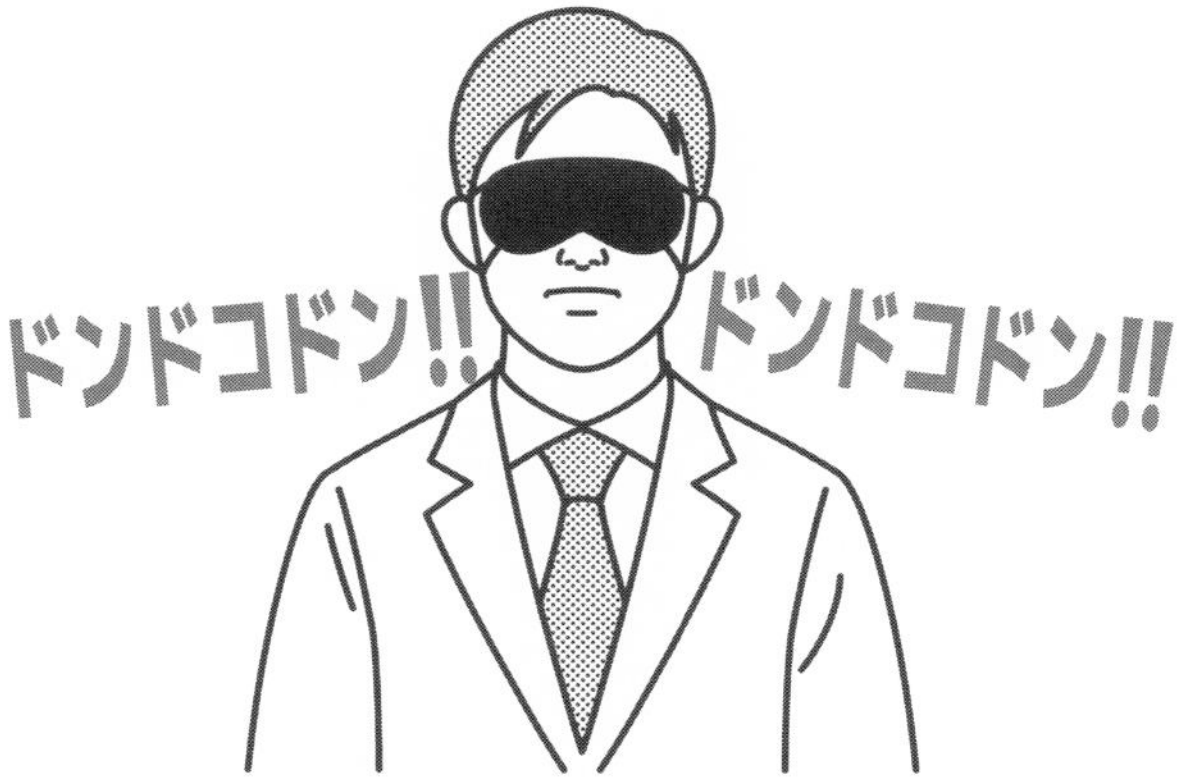

目隠しをし、（あるいは真っ暗な部屋で）息を止めて、テンポ200超えのドラムとドラムの低周波音を聴いているとフォスフェン≒エントプティックが発動してゆきます。
後は、ひたすらフォスフェン≒エントプティックの発動率、持続時間を高める方法の解説を参考にして頂き、フォスフェン≒エントプティックに集中し、フォスフェン≒エントプティックの発動時間と精度を上げてゆきます。

超ゾーン＝フォスフェン瞑想ステージ1

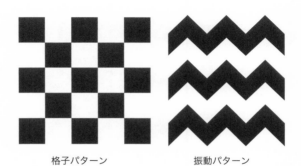

格子パターン　　振動パターン

フォスフェン≒エントプティックのステージ1では、格子パターンあるいは振動パターンが発動してゆきます。このパターンにひたすら集中して、精度を高めてゆきます。

超ゾーン＝フォスフェン・ステージ2の発動の実践瞑想トレーニング

フォスフェン≒エントプティックのステージ1の精度が極まってきますと、徐々に我々の神経システムではフォスフェンを身近な物事や身近な景色などに重ねて解釈してゆくという現象が起きはじめます。

例えば、ミカンやリンゴなどにフォスフェンが見えてくるような現象が起きてくるのです。

更に側頭葉などの脳の部位は記憶の貯蔵をする働きもあると考えられておりますが、この段階になると脳の記憶の貯蔵庫が解放されはじめ、古い記憶が解放されてゆきます。

幼い頃の記憶などが側頭葉などの脳の記憶の貯蔵庫から解放されて、フォスフェン≒エントプティックに重ねられてゆき、かなりリアルな光の映画のような状態で顕れてくる現象が起こりはじめます。

この光の映画の現象は神経科学的にプリズナーズシネマと呼ばれておりますが、ノスタルジックな光の映画として脳内に映し出されてゆきます。

これらノスタルジックな光の映画は、特にそこに意味を加えることなく、受け流すようにただ見てゆきます。

すると再び光が凝縮したような状態になります。

後は、この凝縮した光をひたすらに見てゆきます。

この段階になるまでフォスフェン≒エントプティックに集中していかれると、これまでの超ゾーン＝フォスフェンとは異なる段階に入ったと言えます。

神経伝達物質のカクテルと放出もこれまでの数倍に強化されている段階です。当然パフォーマンスレベルも数倍にアップしております。

超ゾーン＝フォスフェン瞑想　ステージ2

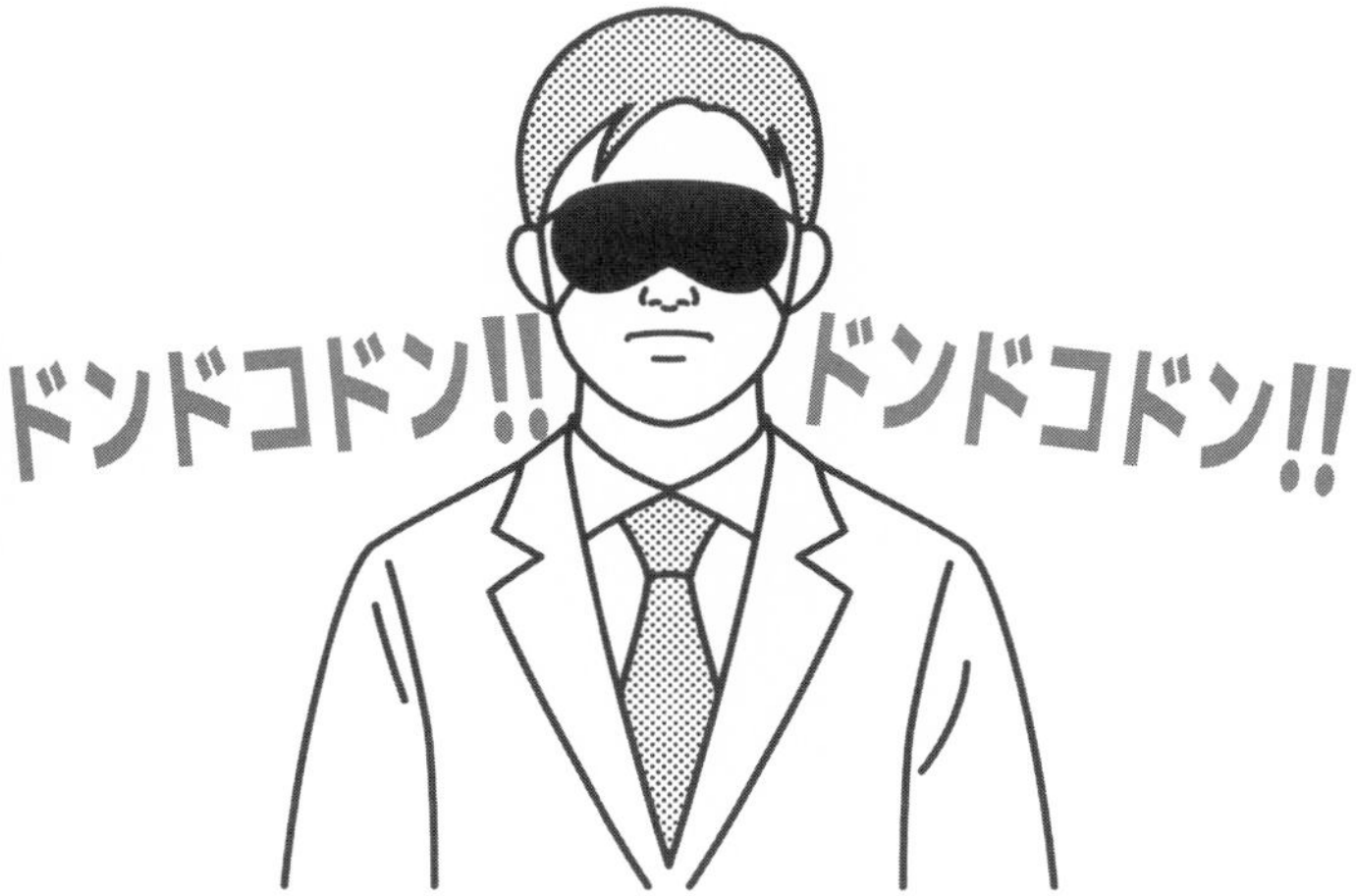

目隠しをし、（あるいは真っ暗な部屋で）息を止めながら、テンポ200超えのドラムとドラムの低周波音を聴いていますと、ステージ１のフォスフェン≒エントプティックの精度が極限まで高まってゆきます。ステージ１の精度が極まると、フォスフェン≒エントプティックと脳の記憶の貯蔵庫（側頭葉など）が解放され、幼い頃の古い記憶とフォスフェン≒エントプティックが重ねられてゆき、神経科学的なノスタルジックな光の映画（プリズナーズシネマ）が発動してゆきます。
後はひたすら光の映画に集中してゆきます。

超ゾーン＝フォスフェン瞑想　ステージ2

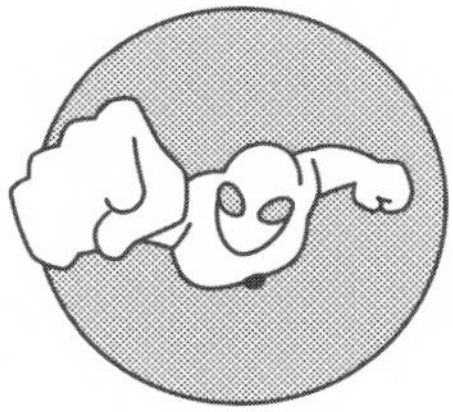

ヒーローのビジョン

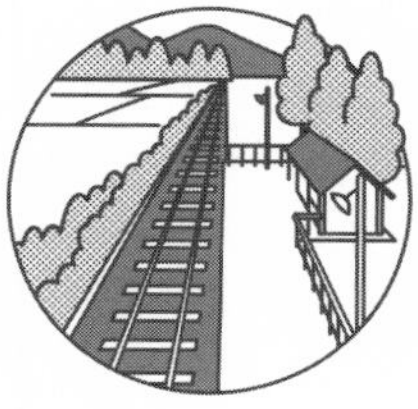

故郷のビジョン

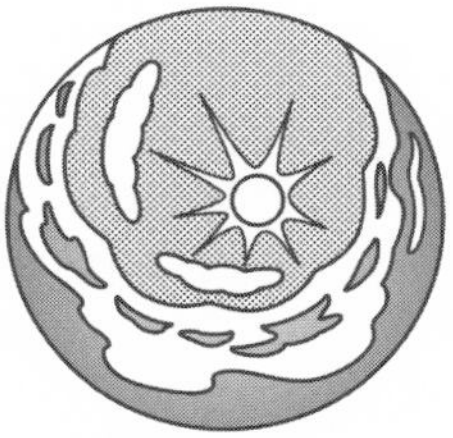

水中から外を見ているビジョン

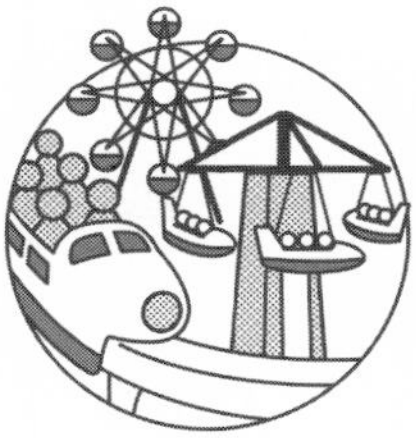

ノスタルジックな遊園地のビジョン

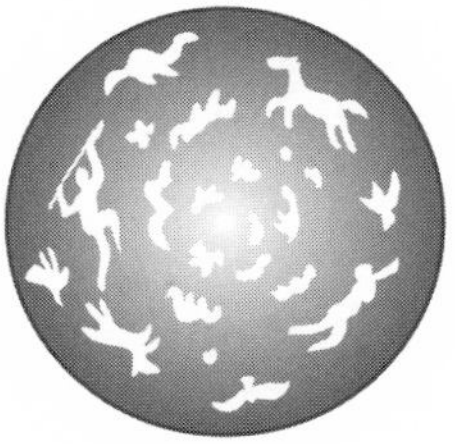

走馬灯のビジョン

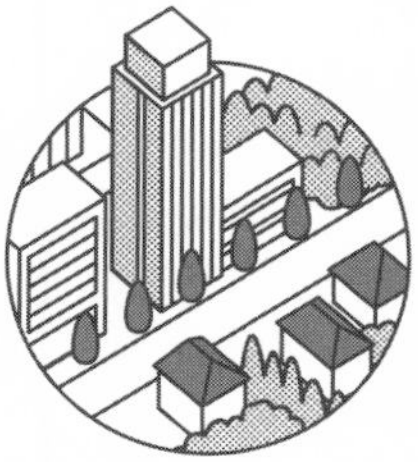

空から町並みを見ているビジョン

フォスフェン≒エントプティックのステージ2では脳の記憶の貯蔵庫の古い記憶が解放され、幼い頃の記憶とフォスフェン≒エントプティックが重ねられてゆき、神経科学的なノスタルジックな光の映画（プリズナーズシネマ）が発動してゆきます。

典型的なパターンは、水中から外を見ているビジョン、空から町並みを見ているビジョン、ノスタルジックな遊園地のビジョン、走馬灯のビジョン、等が挙げられます。

超ゾーン＝フォスフェンのステージ3への移行部（ステージ2－2）の発動の実践瞑想トレーニング

フォスフェン≒エントプティックを凝視し、鍛えてゆきますと、ステージ2を超えてステージ3への移行部（ステージ2－2）の特徴的パターンが発動してゆきます。

このステージ3への移行部の特徴的なパターンは、いくつかありますが、典型的なパターンとして、回転する光のトンネルや回転する渦巻きパターンが顕れてゆきます。

（あるいは、【渦巻き現象】【トンネル現象】【光の回転】【光の循環】あるいは【光の流れ】と呼ばれるパターンなども発動してゆきます）

こうした回転する光のトンネルや光が渦を巻くように身体全体に流れてゆくような神経科学的な現象が発動してゆくのです。

あるいは周囲が回転するような感覚もこの段階で起こってきます。

ちょうど、テーマパークのコーヒーカップに乗っている時のような感覚といっても良いでしょう。

この周囲が回転する現象は上述しましたように、瞑想の際に空間認識を掌る頭頂葉に変化が起こることで発生する現象と考えられておりますが、この回転する光のトンネルにあわせるように呼吸をゆっくりと鼻から吸い、ゆっくりと鼻あるいは口から息を吐いてゆきます。

このように呼吸を回転させるように循環させてゆきますと、光のトンネルが【回転する赤色の光の格子模様のトンネル】あるいは【回転する格子渦巻きパターン】になってゆく現象が起きてゆきます。回転するトンネルや渦巻きの壁が格子パターンになってゆくのです。

このような過程の中で、油断するとせっかくの神経科学的なパターンが消えてしまうことがあります。

万が一、光のトンネルのビジョンが消えてしまった場合も、先ほどまで行っていた光のトンネルの回転のスピードにあわせた呼吸のサイクルを行い続けます。

しばらく行ってゆきますと再び、回転する光の格子トンネルや回転する格子渦巻きパターンが顕れてきます。

なかなか、格子トンネルや格子渦巻きパターンが顕れてこない方は、鼻から息を吸いながら尾てい骨から身体の背面を通って光が頭頂に達し、更に息を吐くと共に頭頂の光が身体の前面を通り下腹部まで降りてくるというイメージをしながら、光を回転させるイメージの呼吸をしてゆきましょう。

この呼吸法（逆流呼吸法）もエラノス会議が研究してきた強力なフォスフェン発動効果があるとされている瞑想テクニックです。

この呼吸の循環をしばらく続けてゆくことでも格子トンネルや格子渦巻きパターンは発動してゆきます。

この格子トンネルや格子渦巻きのパターンに集中し続けてゆくと超ゾーン＝フォスフェンのアルティメットステージ（ステージ３）がトンネルの周辺から発動してくるのです。

このアルティメットステージについては5章で解説してゆきたいと思います。

基本的には、こうした段階に入ろうとするというよりは、フォスフェン≒エントプティックを凝視、集中してゆくと自動的にステージ2、ステージ３への移行部が発動するというのが理想的でしょう。

あるいは、ステージ3の移行部では、上述しましたように身体全体に呼吸を回転、循環させるようなイメージをすることでも光の循環は発動してゆきます。

この神経科学的な光を回転させてゆく瞑想テクニックは心理学者として著名なユング（ユングはエラノス会議の中心メンバーの1人です）によっても研究されてきたテクニックです。

また、光を回転させる瞑想テクニックは、どうやら古代人が鹿やトナカイからヒントを得て発展させていったと考えられています。

鹿やトナカイが毛繕いのために顔を後ろ足につける姿勢をよくとりますが、この鹿やトナカイの毛繕いの姿勢がなにやら身体のエネルギーを循環させ生命力を活性化させるための奥義のように感じられたようなのです。

実際に世界各地で鹿やトナカイは熊、蛇と並び、瞑想の達人として信じられているのです。鹿やトナカイを観察することもイメージ的にではありますが、瞑想をグレードアップするためのヒントが学べると世界各地の瞑想の伝統で考えられております。

超ゾーン＝フォスフェン瞑想ステージ３への移行部

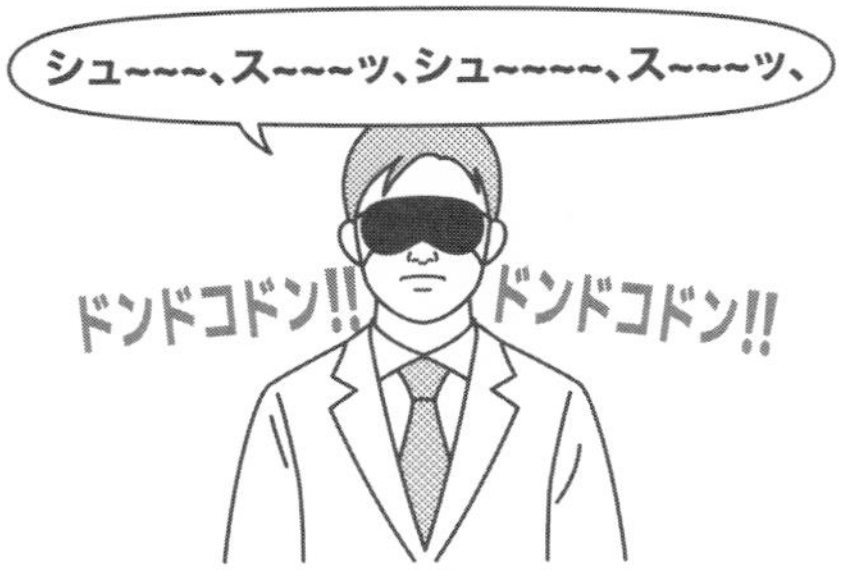
シュ~~~、ス~~~ッ、シュ~~~~、ス~~~ッ、
ドンドコドン!!
ドンドコドン!!

目隠しをし、（あるいは真っ暗な部屋で）ステージ２の精度を高めてゆきますと、回転する光の格子トンネルや回転する格子渦巻きパターンが発動してゆきます。
今度は、この光の格子トンネルや格子渦巻きパターンを回転させるイメージ、あるいは回転するビジョンに合わせてゆくイメージで呼吸を吸ったり、吐いたりして循環させてゆく呼吸法、いわゆる逆流呼吸法を行ってゆきます。また、テンポ200超えのドラムとドラムの低周波音を聴きながら行ってゆきます。

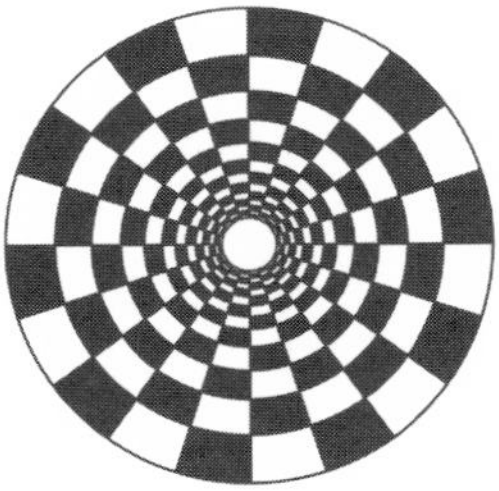

ステージ３への移行部では、回転する赤い光の格子トンネルや回転する格子渦巻きパターンが発動してゆきます。

●ステージ2、ステージ3への移行部（ステージ2―2）の効果

超ゾーン＝フォスフェンのステージ2、ステージ3への移行部（ステージ2―2）の効果は、3章で解説しました超ゾーン＝フォスフェン・タイプ5の精度を上げたものであり、ドパミン、エンドルフィン、アナンダミドなどがこれまでの数倍～数十倍以上放出されてゆき、ニューロンの発火も通常の数千倍になります。

それに伴い想像力、記憶力、アイデア力、集中力、思考力、モチベーションなどが飛躍的に上がります。またアナンダミドが強力に放出されることでイノベーション的思考力（アナロジー能力）もこれまでの数倍に膨れ上がります。

●ビジネスや日常でどのように活かせるのか？

ビジネス、日常のパフォーマンスの効果という点では、超ゾーン＝フォスフェン・タイプ5と同じ効果になりますが、その精度やクオリティは段違いになっています。

私達がパフォーマンスに使用するレンジ（領域）というのは私達の本来の潜在能力から考えますと、もの凄く狭いレンジしか必要としておらず、ビジネスやあるいはアスリート、

芸能、芸術においても実際に使用しているレンジは本来の心身の広大なレンジから見た場合はそれほど広いものではありません。

では、「そのようなオーバースペックな潜在能力が必要なのか？」といえば、そういう突き抜けた能力を解放させた存在を達人とか名人と呼ぶわけです。

アスリート、芸能、芸術、ビジネスで突き抜けるためには、通常のパフォーマンスが求めるレンジを超えたある意味でのオーバースペックな能力を身に付けることです。そうして実践することでより自由自在なパフォーマンスを行うことが出来るようになるのです。

この状態を使いこなせることで名人や達人と呼ばれるような領域になれるのです。少なくとも神経科学的にはそのように断言出来るかと思います。

超ゾーン＝フォスフェンのステージ1からステージ2、ステージ3への移行部（ステージ2−2）瞑想トレーニングのまとめ

最後に超ゾーン＝フォスフェン瞑想のステージ1〜ステージ3への移行部をまとめてゆ

きたいと思います。

基本的には、暗闇で目隠しをし、息を止めた状態で（限界近くまで息を止め、ゆっくり息を吐き、ゆっくり吸いのサイクルを繰り返します）脳内に顕れてくる以下の映像にひたすら集中するだけです。

●超ゾーン＝フォスフェン瞑想ステージ1

格子模様の光、振動パターン（ジグザグ模様の光、放射状模様の光）にひたすら集中してゆきます。

●超ゾーン＝フォスフェン瞑想ステージ2

脳の記憶の貯蔵庫の古い記憶が解放され、フォスフェン≒エントプティックが重なってゆく現象が起こります。ノスタルジックな光の映画が、脳内に顕れてゆきます。このノスタルジック光の映画を目隠しをし、息を止めた状態でひたすら集中してゆきます。

●超ゾーン＝フォスフェン瞑想ステージ3への移行部（ステージ2ー2）

回転する赤色の光を発する格子トンネルや回転する格子渦巻きパターンが顕れて、周囲も回転するような身体感覚が起こります。今度はこの回転するリズムにあわせるように息を吸い、息を吐いてゆきます。するとトンネルの周辺からステージ３（アルティメットステージ）が発動してくるのです。

ここまでで、皆さんの超ゾーン＝フォスフェンのレベルは相当なものになった筈です。少なくとも瞬間的には達人や名人と呼ばれるようなレンジ（領域）へと到達したと言えるでしょう。

次の章ではいよいよ名人や達人を超えた超達人の領域、至高中の至高の領域、超ゾーン＝フォスフェン瞑想のアルティメットステージを発動させる瞑想法を学んでゆきます。

第４章のまとめ

超ゾーン＝フォスフェン瞑想には3段階のステージがあり、3章で学んだタイプ9までの基本的なタイプはいずれもステージ1であり、更にレベルの高いステージ2、ステージ3があることを4章で学びました。

暗闇で目隠しをし、息を止めた状態で脳内に顕れてくるステージ1～ステージ３への移行部のフォスフェン≒エントプティックに集中してゆきます。

超ゾーン＝フォスフェン瞑想ステージ1

は、格子模様の光、振動パターン（ジグザグ模様の光、放射状模様の光）にひたすら集中してゆきます。

超ゾーン＝フォスフェン瞑想ステージ2

は、脳の記憶の貯蔵庫の古い記憶が解放され、フォスフェン≒エントプティックと幼い頃の記憶が重なり、ノスタルジックな光の映画が、脳内に顕れてゆきます。

これも暗闇で息を止めた状態でひたすら集中してゆきます。

超ゾーン=フォスフェン瞑想ステージ3への移行部（ステージ2-2あるいはステージ3の入口）では回転する赤色の光を発する格子トンネルや回転する格子渦巻きパターンが顕れて、周囲も回転するような身体感覚が起こります。

今度はこの回転するリズムにあわせるように息を吸い、息を吐いてゆきます。

するとトンネルの周辺から超ゾーン=フォスフェン瞑想の最終ステージ（アルティメットステージ）が発動してくるのです。

第5章

超ゾーン＝フォスフェン瞑想の極み「アルティメット超ゾーン」に入る瞑想（超達人編）

超ゾーンにはまだまだ先の領域がある！究極のアルティメット超ゾーン（アルティメットステージ！）

４章で超ゾーンの精度アップをしてきた我々ですが、超ゾーンにはまだまだ先の領域があります。超ゾーンのステージ３（アルティメットステージ）これを「アルティメット超ゾーン」と呼びたいと思います。アルティメット超ゾーンのメソードを発見したのはミュンヘン大学における研究でした。

ミュンヘン大学の研究チームは人類史上最強の超ゾーンに入れた瞑想者であると多くの研究者から示唆されてきた存在である、２万年前の洞窟壁画（ラスコー洞窟壁画）に描かれていた瞑想法の研究からこの超ゾーンのアルティメットステージを発動させる瞑想テクニックを発見したのです。

ここで、一つ皆さんの思い込みを解きほぐす必要があるかと思います。おそらくは、一般的な日本人の多くの方は現代人と石器時代人（旧石器時代人）なら現代人の方が優れていると思い込んでいるのではないでしょうか。

あるいは瞑想はインドの瞑想またはヴィパッサナー（マインドフルネスの原型）が最高のもの、あるいはアメリカで流行している瞑想（マインドフルネス）が最高のものという思い込みがある人が多いかと思います。


しかし瞑想を専門的に、しかも世界中すべての瞑想を研究してきたような研究者の多くは、まったく逆の考えを持っています。

インド瞑想（ヨガ）やマインドフルネス（ヴィパッサナー）よりも石器時代の瞑想の方がより高い意識のステージに到達できる……。つまり、現代人より石器時代人の方が意識のレンジ（領域）の幅が広く、そして段違いであると考えられているのです。

石器時代人のパフォーマンスやクリエイティビティが優れていることを示したもので、最も有名なのは、岡本太郎やピカソが石器時代の洞窟壁画のレベルが現代人の芸術レベルを遥かに超えていることを語ったものが有名です。

「人類は進歩なんかしていない！ 現代人にラスコーが描けるか‼」（岡本太郎）

「我々は誰もこんな風には描けない！」（パブロ・ピカソ）

人類史上最大最強の瞑想！アルティメット超ゾーンの角度37度の瞑想テクニック！

ミュンヘン大学の研究チームは石器時代の洞窟壁画に描かれた瞑想者の角度に注目しました。

この角度が37度の傾斜であり、この傾斜をつけた姿勢のまま瞑想することで強力な超ゾーンに入ることを神経科学的な見地から明らかにしました。

37度の傾斜で瞑想をした多くの被験者から血圧の変化、脳の電気興奮性、神経伝達物質の放出、脳波といったあらゆる面での測定でこれまでの既存の瞑想を凌駕する値を示したのです。

また、先史美術研究の第一人者であるルロワ・グーランは石器時代の洞窟壁画に描かれた、おそらくはハイレベルな超ゾーンに入っているであろう石器時代の瞑想者を描いた壁画の角度には30度〜45度ほどの傾斜が確認出来るとしており、この幅の範囲（30度〜45度）で傾斜をつけた姿勢（前傾姿勢、後傾姿勢どちらも）で瞑想をすることでもアルティメット超ゾーンに入ることが可能なことが発見されているのです。

アルティメット超ゾーンを発動させる角度37度の瞑想の実践

いよいよ超ゾーンの究極中の究極の領域であるアルティメット超ゾーンに入るための瞑想を実際に行ってゆきます。

このアルティメット超ゾーンに入るためには傾斜（最も強力な、後傾姿勢の傾斜37度が理想的です）を作ることが重要です。

リクライニングチェア、マッサージチェア、滑り台などで傾斜のある姿勢をとることが、基本のフォームになります。

滑り台の平均的な傾斜は30度とされていますので、ひとまず滑り台くらいの傾斜からはじめてゆくのでも良いでしょう。

公園の滑り台あるいはリクライニングチェアやマッサージ機などで、傾斜を作り、そのまま仰向けで横になります。また、いわゆる逆腹筋のような姿勢でも効果はありますが、腰を痛めないように注意が必要です。

公園の滑り台などで行う場合は、遮光性の高いアイマスクで光を遮断し、耳栓もしておくと良いでしょう。

この状態で15分以上瞑想をしてゆきます。基本的にはこれだけでアルティメット超ゾーンの領域に入ることが出来ます。

強力なフォスフェン≒エントプティックが様々な段階を経て変化し、フォスフェン≒エントプティックの最終段階と呼ばれる領域（フォスフェンの最終段階は後程詳細に解説いたします）が発動してゆきます。

この時に皆さんの心身を自由自在にする神経伝達物質の放出は数百倍にもなり、脳内の電気興奮性は数千倍になるといった研究結果が出ているのです。

●アルティメット超ゾーンを補完するメソード

アルティメット超ゾーンに入るための基本は30度～45度（37度が最も瞑想効果が高く、最も精度の高いアルティメット超ゾーンに入ることが出来ます。）の傾斜で目隠しをし、横になり瞑想をするということですが、ここにいくつかの要素を加えてあげますと更にアルティメット超ゾーンに入りやすくなります。

より深くアルティメット超ゾーンに入るためにプラスアルファ行うと良いこととしまして、30度～45度の傾斜のある姿勢で、2章で紹介しましたいくつかの要素をプラスして行ってゆきます。

アルティメット超ゾーンにプラスすると良いのは3つあります。

①最も基本的なフォスフェン発動条件であります。息を止めることと過換気呼吸法（激しい呼吸）
②めちゃくちゃ言葉（スピーキング・イン・タングス）
③激しいしゃっくり（シベリアの先住民に伝わる瞑想テクニック）

●角度37度の瞑想＋息を止める

暗闇または目隠しをした状態で傾斜のある姿勢をとります。

可能な限り37度の傾斜で横になります。

この状態でゆっくりと息を吸いそのまま可能な限り長い時間息を止めて、ゆっくりと息を吐きます。

このサイクルをひたすら繰り返してゆきます。

●角度37度の瞑想＋過換気呼吸～激しい呼吸～

暗闇または目隠しをした状態で傾斜のある姿勢をとります。

可能な限り37度の傾斜で横になります。

この状態でテンポ２００超えのドラムのリズムに合わせて、息を吸ったり、吐いたりを素早く行ってゆきます。

これをひたすら繰り返してゆきます。

●角度37度の瞑想＋スピーキング・イン・タングス

暗闇または目隠しをした状態で傾斜のある姿勢をとります。

可能な限り37度の傾斜で横になります。この状態でテンポ200超えのドラムのリズムに合わせて、2章で紹介しましたスピーキング・イン・タングス的なめちゃくちゃ言葉を言ってゆきます。

「あちゃんぽんてんぱんちょんぱめちょろんちゅんぱんさとんばんめんふがろんちんぷんがろげれんぐぉわんまんどぺべんぎゃ……あたんべれべれ！ごろげんざんげん‼……」

上記のように特に意味のないめちゃくちゃ言葉をひたすら唱えるように発声し、呟くように唱えたり、叫ぶように唱えたりしてゆきましょう。

このように傾斜のある姿勢で、息を止めたり、過換気呼吸を行ったり、めちゃくちゃ言葉(スピーキング・イン・タングス)の発声を行ってゆきますと超ゾーン＝フォスフェンのアルティメットステージがより高い確率で顕れてきます。

また、激しいしゃっくりなどのシベリアの先住民の瞑想で使われた典型的なテクニックはアルティメット超ゾーン＝フォスフェン発動のために大きな助けになります。

●角度37度の瞑想＋激しいしゃっくり

角度37度で激しいしゃっくりをすることが基本となります。

シベリア先住民の瞑想テクニックは激しいしゃっくりの他に以下のようなテクニックがあります。

激しいしゃっくりを中心にしながら、次のようなテクニックを37度の傾斜の姿勢のまま行ってゆきます。

激しいしゃっくり	焚き火を半眼で見る	わざとらしいあくび　痙攣
ノイズ（ダミ声）	シャウト	甲高い裏声　オノマトペ（擬音）
ハミング	鳥のモノマネ（聞きなし）	

暗闇で傾斜のある姿勢（37度）で激しくしゃっくりをしながら、焚き火の動画を半眼で

しばらくの間見つめてゆきます（しゃっくりは息を吸うように行うと上手くゆきます）。

その後、暗闇で目隠しをした状態で傾斜（37度）のある姿勢になり、テンポ２００超えのドラムのリズムに合わせて、わざとらしいあくびをひたすら行います。

小馬鹿にしたようなわざとらしいあくびを何度も行ったら、激しいしゃっくりを身体を震わせながら（わざとらしい痙攣の真似）ひたすら行います。

今度はダミ声で唸るように発声し、時折シャウトしたり、甲高い裏声を発声したり、オノマトペや聞きなしなどで鳥の声を模倣するように発声してみたりしてゆきます。

こうした激しい発声をしばらく行ったら、小さな声で虫の羽音のようなハミングをしてゆきます。

このわざとらしいあくび〜虫の羽音のようなハミングまでの流れを繰り返し何度も行ってゆきます。この間テンポ２００超えのドラムのリズムは常に流れています。

この一連の流れを行ってゆくことで、フォスフェン≒エントプティックが発動し、だんだんとフォスフェン≒エントプティックの精度は高まり、ノスタルジックな光の映画であるステージ2になり、更に回転する格子トンネルや回転する格子渦巻パターンが顕れてくるステージ3への移行部（2－2）を超えて、ステージ3すなわちアルティメットステージが顕れてきます。

アルティメット超ゾーン＝フォスフェン（ステージ3）が発動したのです。

さて、アルティメットステージ（ステージ3）ではフォスフェン≒エントプティックはどのようなビジョンになったでしょうか？

次はとうとうあらゆる瞑想、あらゆるゾーン、フロー、変性意識などの人の精神テクニック、心身テクニックの究極中の究極の領域であるアルティメットステージ（ステージ3）で何が起こるのかを解説してゆきます。

アルティメット超ゾーン＝フォスフェンの最終段階のビジョン

アルティメット超ゾーン＝フォスフェンの最終段階においては、側頭葉などの脳の記憶の貯蔵庫の深淵が解放され、最も古い記憶のようなものとフォスフェン≒エントプティックが重なってゆく現象が起きることが、神経生理学や認知科学を取り入れた考古学（認知考古学）の研究から明らかにされております。

それは、小さい時の記憶などではなく、もっと生命レベルの古い記憶と言えるようなものと考えられております。

この脳に貯蔵されたとてつもなく古い記憶とフォスフェン≒エントプティックが重なってゆくことで、フォスフェンはなにやら人と獣が重なったような光の形を取りはじめるのです（脳の記憶の貯蔵庫については、6章で解説してゆきます）。

ステージ3のアルティメットステージで顕れてくる至高のビジョンとは？

それは、光の半獣のビジョンが発動してくるのです。これが、フォスフェン≒エントプティックの形が極まった最終段階とされるものなのです。

にわかに信じがたいかもしれませんが、実際に神経科学的には、石器時代の洞窟壁画は瞑想中のフォスフェン≒エントプティックの神経科学的なビジョンの段階を描いたものと考えられており、多くの洞窟壁画から最終段階で半獣のビジョンが描かれていることがわかっているのです。

最も有名な半獣ビジョンは、鳥人間とトナカイ人間（厳密にはトナカイ、フクロウ、狐、猫、人間の融合体）です。ただ、人によって様々なビジョンになります。他にもライオン人間やカモシカ人間なども有名です。

重要なのはアルティメットステージのビジョンに集中し、その発動（アルティメットステージの発動）を可能な限り長い時間キープしてゆくことです。

これを限りなくキープし、集中してゆくことで皆さんのアルティメット超ゾーン＝フォスフェン瞑想は限りなくその精度を高めてゆきます。

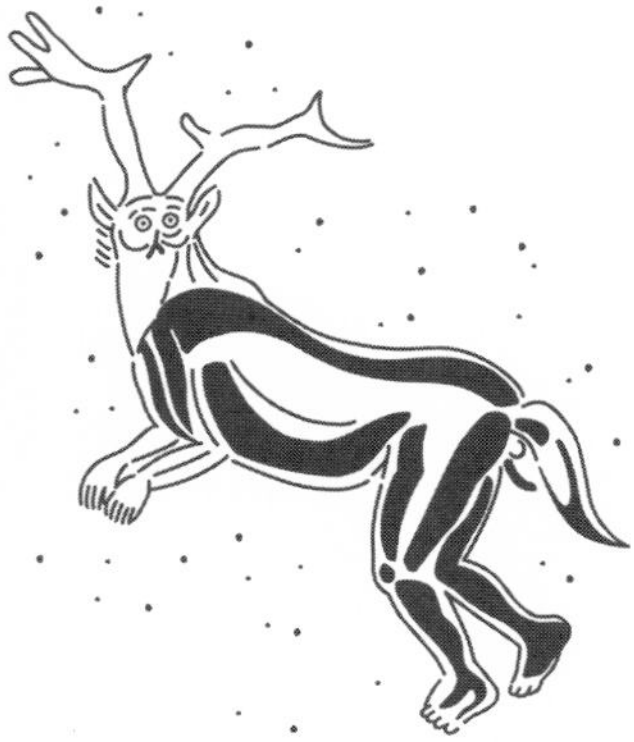

（レ・トロワ＝フレールの洞窟壁画より）

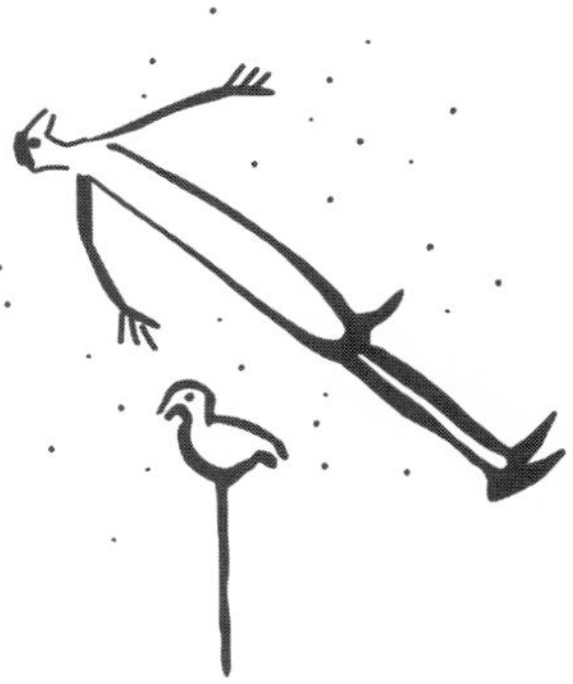

（ラスコー洞窟壁画より）

アルティメットステージ（ステージ３）では、側頭葉などの脳の記憶の貯蔵庫の深淵から、半獣のビジョンが発動してゆきます。

アルティメットステージ

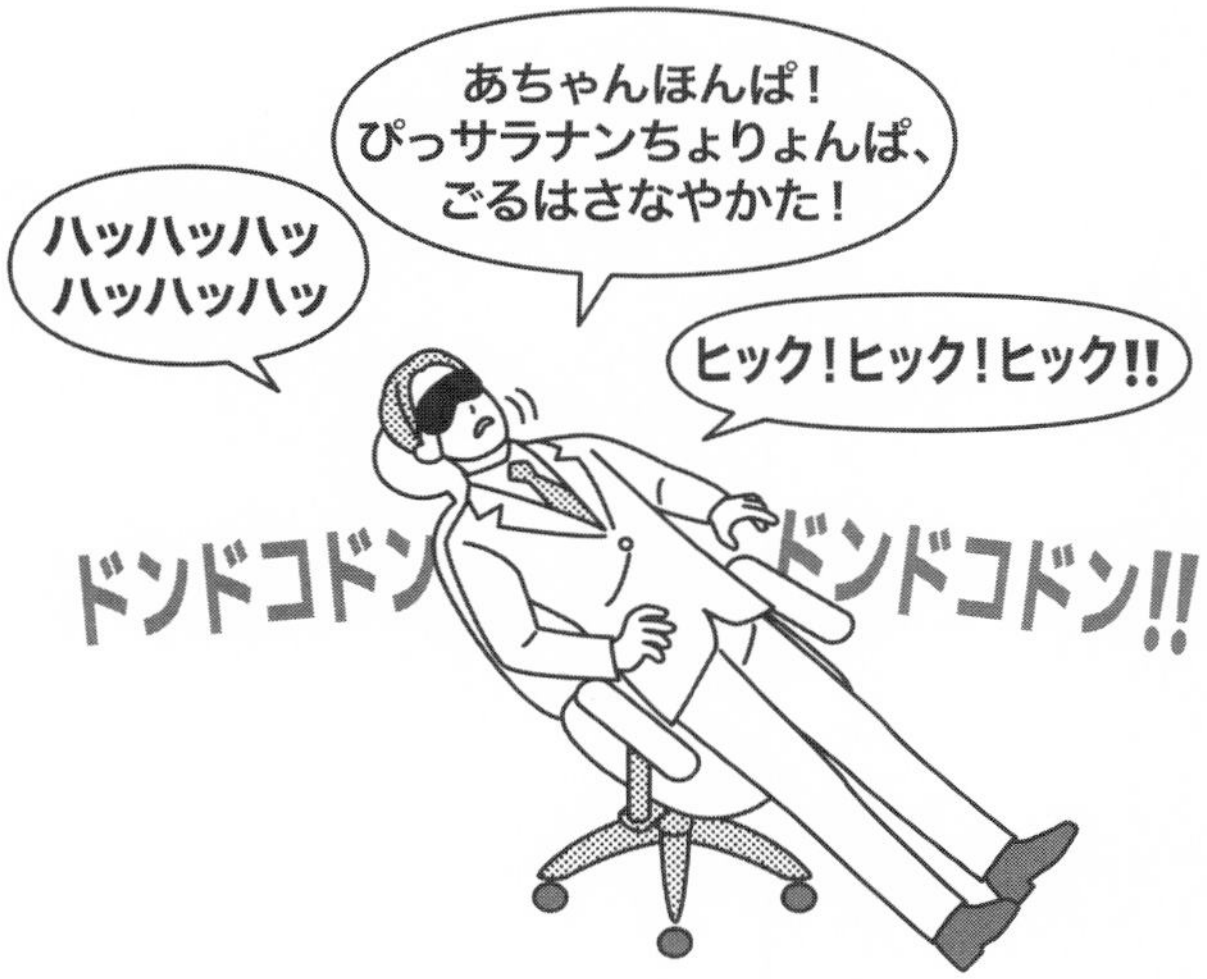

目隠しをし、（あるいは真っ暗な部屋で）テンポ200超えのドラムとドラムの低周波音を聴きながら、角度37度の姿勢で以下のいずれかを行ってゆきます。
息を止める。あるいは激しい呼吸
スピーキング・イン・タングス（言葉をめちゃくちゃに言う）
あるいは、激しいしゃっくり
激しいしゃっくりは、あくび、鳥の模倣、痙攣、裏声、ダミ声、シャウト、ハミング、オノマトペ、焚き火を見るなどとあわせて行ってゆくとより効果的です。
これらを行ってゆきますと、回転する格子トンネルや回転する格子渦巻きパターンのビジョンから、側頭葉などの脳の記憶の貯蔵庫の深淵が解放され、アルティメットステージのビジョン、光の半獣のビジョンが発動してゆきます。
後はひたすら光の半獣のビジョンに集中してゆきます。

●もう一つの超ゾーンの現象～内部音～

私達は超ゾーン状態に入った際にフォスフェン≒エントプティックが発動することを知ったわけですが、もう一つ重要な現象があります。これが内部音と呼ばれるものです。内部音とは側頭葉から発動する神経科学的なリアルな音です。

瞑想をしていると神社の神主さんが「オー！」と唱える警蹕と呼ばれる発声に近い音やハミングのような音、あるいは金属音のような甲高い音が聴こえてくる現象が起こるのです。

この内部音にも様々なバリエーションがありますが、脳の中、あるいは耳の奥で鳴るような音です。

これも神経科学的には、いわゆる狭義の幻聴とは異なると考えられており、瞑想が上手くいった際の重要な証拠の一つと考えられております。ゾーン研究の草分けとされるマイケル・マーフィーもこの内部音現象をゾーンに入ったことを示す重要な条件としてあげております。

フォスフェン≒エントプティックと内部音はセットで発動する場合も多く、アルティメットステージまで到達した人は間違いなく内部音を経験しているはずですが、ステージ1あたりではフォスフェンだけの発動、内部音だけの発動といった場合の方がほとんどかと思います。

従いまして、これまで紹介してきた超ゾーン＝フォスフェン瞑想トレーニングで内部音は十分に発動しますが、以下に特に内部音発動に特化した内部音瞑想トレーニングを実践してゆきましょう。

内部音瞑想トレーニング

暗闇で目隠しをした状態で耳栓をします。その状態のまま肛門括約筋に力を入れて息を止めます。なるべく長い時間息を止めるようにしてゆくことで内部音が発動してゆきます。

なかなか、内部音が発動しない人は、耳栓をしたことで際立った自分自身の身体の内側の音に対して意識を集中してゆきます。

集中が極限を超えてゆくと脳の側頭葉から内部音と呼ばれる特殊な音響が鳴りはじめます。

後はその内部音にひたすら集中してゆくことで、超ゾーン＝フォスフェン瞑想に近い瞑想効果を得ることが出来ます。

もちろん内部音に集中してゆくとフォスフェン≒エントプティック発動も起こり、超ゾーンも発動してゆきます。

内部音瞑想のステージ

内部音瞑想においてもステージはあります。内部音ステージ1はハミングのような音や甲高い金属音のような音、神主さんの「オー」と唱える警蹕のような内部音が側頭葉から発動してきたかと思いますが、これもやはり側頭葉が更に刺激されてゆくことで非常にメロディアスな内部音に変わってゆきます。
実際に内部音として脳内に鳴ったメロディを現実の歌として歌っている先住民の瞑想の達人は世界中に数多くおります。

私達の身近な例として比較的この現象に近いのは、ビートルズのポール・マッカートニーが作曲した『イエスタデイ』が、夢の中でポールが聴いた歌であったという有名なエピソードは、このメロディアスな内部音の神経科学的な現象をひとまず解釈するには良い例かと思います。

ただし、内部音もフォスフェンと同じく、通常の夢より遥かに強力でリアルです。ある意味では現実よりも遥かに強力でリアルな現象であると思った方が良いでしょう。脳内あるいは耳の奥に直接、鳴り響くような現象が内部音だからです。
この内部音のステージ2も超ゾーン＝フォスフェン瞑想だけでも発動してゆきます。少なくともステージ3では確実に発動してきますが、人によっては超ゾーン＝フォスフェン瞑想のステージ1の状態でも内部音のステージ2が発動する場合もあります。

内部音瞑想トレーニング・ステージ2
～メロディアスな内部音の発動～

暗闇で目隠しをした状態で耳栓をします。その状態のまま肛門括約筋に力を入れて息を止めます。なるべく長い時間息を止めるようにしてゆくことで内部音のステージ１が発動することはすでに語った通りです。

そのまま内部音にひたすら集中してゆきます。この内部音のステージ２も初心者の方が経験するには90分から１２０分以上の時間がかかる場合が多いですが、鍛練を積めば短い時間で入れるようになります。

なかなか内部音のステージ２に入れない人はテンポ２００を超えるドラムのリズムをかけながら行うと内部音の精度も上がりやすくなります。

テンポ２００超えとドラムの低周波音は脳の神経システムに影響を与えることがわかっていますが、これにより内部音ステージ２の発動率が更に高められます。

内部音が次第にメロディアスになってきたらそれにひたすら集中してゆきます。この内部音瞑想のアプローチによっても超ゾーンの精度を高めてゆくことは可能なのです。

●アルティメット超ゾーン＝フォスフェン・ステージ3の効果

アルティメット超ゾーンにおいては、エンドルフィンと同様の効果を持つ至福物質であるエンケファリンや神経伝達物質の大型爆弾とされるダイノルフィンが分泌され、更にエンドルフィンの分泌も通常の数百倍のレベルで放出されてゆきます。また、最も原始的な脳機能であり、脳の土台とも言われる脳幹の活性化も起こることが知られております。

それに伴い心身の解放、パフォーマンスの自在性も考えられうる究極中の究極の領域へと入ります。

●アルティメット超ゾーンは日常やビジネスにどのように役立つのか？

超ゾーン＝フォスフェン瞑想のステージ3であるアルティメットステージに到達したならば、読書諸氏にとってほとんどのことは問題でなくなるでしょう。

なぜなら、神経科学的瞑想研究において考えられうる究極中の究極の領域だからです。

従いまして、皆さんが思い描くほとんど全ての願望を叶えてゆくだけの自由自在な意識のレンジ（領域）、身体のレンジを発動させることが出来るようになったのです。

ですから、プレゼンや交渉における不安や緊張、ストレスは無くなり、リラックスした状態であり、なおかつ集中力、身体能力、存在感が高められた状態になっていますので、プレゼン、営業、面接などのパフォーマンスは自由自在に行うことが出来、斬新なアイデアを生み出す神経伝達物質（アナンダミド）が分泌され、新しい価値を生み出す力（イノベーション）、想像力、記憶力、思考力などが高まり、企画力や仕事の処理スピード、正確性が格段にあがり、ハイクオリティの仕事を行うことが可能になるのです。

ここまでくればビジネスリーダーとしての力も超達人の領域に達しています。

その一挙一動はカリスマ・ロックスターのようにチーム全体を沸騰させ、チームワークを高めます。

チーム全体、企業全体がアルティメット超ゾーンに入る状態をも作り出せるのです。

ビジネスにおける究極は個人個人のパフォーマンスも勿論重要ですが、最終的には如何にチーム全体、企業全体、あるいは社会全体、世界全体をグループフロー化（集団でゾーンに入ること）するかにあります。読者諸氏がアルティメット超ゾーンに入ることで、企業全体をアルティメット・グループフロー・モードへと導くことも可能になるのです。

アルティメット・グループフロー・モードが発動する可能性のある方法を20世紀最大の歴史学の大家の一人であるウィリアム・マクニールが示唆していますので、最後にチーム全体、企業全体、社会、世界全体を集団アルティメット超ゾーン化（アルティメット・グループフロー・モード）する方法の一つを紹介したいと思います。

企業全体をアルティメット超ゾーン化させるアルティメット・グループフロー＝フォスフェン瞑想法～軍隊の訓練は最古のグループフロー瞑想～

先ほど紹介しました歴史学の重鎮として知られているウィリアム・マクニールが究極のグループフロー（アルティメット・グループフロー・モード）を発動させうる可能性があると考えたのは、軍隊あるいは自衛隊の軍事訓練でした。マクニールもまた、石器時代の瞑想やゾーンを究極の瞑想であると考えた研究者の一人でしたが、石器時代の瞑想とほとんど同じレベルの効果が軍事訓練の中にあることを発見したのです。

マクニールは軍隊の軍事訓練における集団リズム運動や号令が超強力な瞑想であり、強力なゾーンに入ることに注目しました。また、軍事訓練では生命の危機や恐怖、不眠といった要素もあり、これらもフェスフェンを発動させることが出来る要素であることが神経科学的な研究から解っています。

軍事訓練のこうしたフォスフェン≒エントプティック発動の荒療治的な要素もアルティメット・グループフロー・モード発動に拍車をかけることを指摘しています。

では、アルティメット・グループフロー・モードを発動させるための軍隊の訓練を応用した瞑想を行ってゆきましょう。

企業全体をアルティメット超ゾーン化させるアルティメット・グループフロー＝フォスフェン瞑想法の実践

アルティメット・グループフロー・モードを発動させるためには、まずリーダーが超ゾーン＝フォスフェン瞑想のステージ3を発動させている必要があります。その上で、以下の瞑想を集団で行ってゆきます。

テンポ200のドラムのリズムとドラムの低周波音が鳴り響いている真っ暗な会場で、（あるいは目隠しをし）リーダーは強い発声で番号と叫びます。

リーダーの発声の後に続き、それ以外のメンバーは左右に首を振りながら一人点呼をしてゆきます。番号を一人で1から10までを絶叫します。その際にメンバーのリズムをなるべく合わせるようにします。

1から10までが数え終わったら、リーダーは再び「番号！」と絶叫し、メンバーも再度首を左右に振りながら番号を1から10までを絶叫してゆきます。

これをなるべく長い時間続けてゆきます。首を痛めないようにくれぐれも注意してください。首が悪い方などは首は振らないでも問題ありません。

リーダー「番号！」

メンバー「いち！ にっ！ さん！ しー！ご！ ろく！ なな！ はち！ きゅう！ じゅう！」

リーダー「番号！」

アルティメット・グループフロー・モード

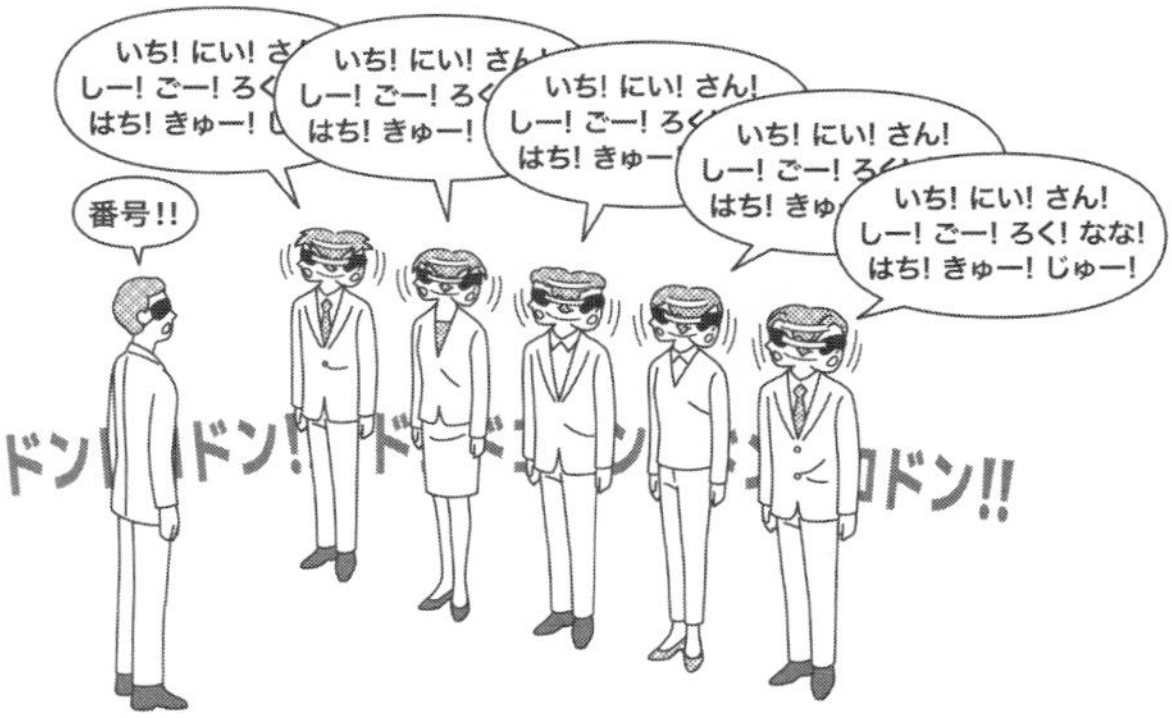

チーム全員が目隠しをした状態で、（あるいは真っ暗な部屋で）リーダーと向き合います。

リーダーが「番号！！」と叫びますと、チーム全員が、激しく首を横に振りながら番号を数えてゆきます。

チーム全員が「いち！ にい！ さん！ しー！ ごー！ ろく！ なな！ はち！ きゅー！ じゅう！」と番号を絶叫してゆきます。

10まで数え終えたら、再びリーダーが「番号！」と叫び、チーム全員が再び一人点呼をしてゆきます。

これを何度も何度も繰り返し行ってゆきます。

またバックには、常にテンポ200超えのドラムが流れており、テンポ200超えのドラムとドラムの低周波音を聴いてゆきます。

メンバー「いち！ にっ！ さん！ しー ！ご！ ろく！ なな！ はち！ きゅう！ じゅう！」
以上を長時間ループしてゆきます。

●アルティメット・グループフロー・モードの効果

チームや企業のメンバーの一人一人の神経伝達物質の放出量、電気興奮性、フォスフェン≒エントプティック発動レベルが飛躍的に上がります。通常の数十倍から数百倍のレベルまで高まります。これによりチーム全体、企業全体が一つの統合された意識のような状態となりチーム全体のパフォーマンスの自在性が高まります。

●アルティメット・グループフロー・モードは日常やビジネスにどのように役立つのか？

究極中の究極の超ゾーンであるアルティメット超ゾーンがチーム全体、企業全体に感染してゆくような現象です。

いわゆる社会学者が言う集団的沸騰のアルティメット領域が発動してゆきます。

3章で紹介したグループフロー・モードより更に数段上のアルティメットステージのグループフロー・モードが発動する状態になるので、コミュニケーションもまた通常のグループフローの数倍円滑化し、プロジェクトを成功に導きます。

超ゾーン＝フォスフェン瞑想の階梯

● ステージ1（主要9タイプ）

タイプ名	瞑想法	フォスフェン≒エントプティックのパターン
タイプ1、セロトニン・モード	息を吐く、目隠し	格子パターン （グリッドパターン） 振動パターン （オシレーションパターン） 蜂の巣パターン 蜘蛛の巣パターン 渦巻きパターン ドットパターン トンネルパターン
タイプ2、戦闘トランス・モード （アドレナリン、ノルアドレナリン、オキシトシンのモード）	過換気呼吸（激しい呼吸）、テンポ200のドラムと低周波音、目隠し	
タイプ3、アナンダミド・モード	夕日のイメージ、目隠し	
タイプ4、 エンドルフィン・ドパミン・モード	ハミング、目隠し	
タイプ5、 スパイク・ニューロン・モード	感覚遮断、息を止める、倍音を聴く、テンポ200のドラムと低周波音、目隠し	
現前性モード	「シェー !!」、テンポ200のドラムと低周波音、薄暗い部屋	
超現前性モード	「あっそう」、目隠し	
グループフロー・モード	チーム全員で地団駄、テンポ200のドラムと低周波音、目隠し	
バロンモード	ダミ声とチーム全員で地団駄、テンポ200のドラムと低周波音、目隠し	

● ステージ2、ステージ3への移行部、アルティメットステージ

ステージ or モード名	瞑想法	フォスフェン≒エントプティックのパターン
ステージ2	光の映画を観る。感覚遮断、テンポ 200 のドラムと低周波音、目隠し、息を止める。	ノスタルジックな光の映画、ノスタルジックな遊園地、水中から外を見ているビジョン、空中から町並みを見ているビジョン、走馬灯のビジョン
ステージ3への移行部 （ステージ2ー2）	回転呼吸法（逆流呼吸法）、感覚遮断、テンポ 200 のドラムと低周波音、目隠し	回転する赤色の光の格子トンネル、回転する格子渦巻きパターン
アルティメット・ステージ （ステージ3）	角度37度の傾斜、感覚遮断、スピーキング・イン・タングズ、激しいしゃっくり、テンポ200のドラム、と低周波音、目隠し、息を止める	光の半獣のビジョン
アルティメット・グループフロー・モード	軍事訓練、集団一人点呼、感覚遮断、テンポ 200 のドラムと低周波音、目隠し	光の半獣のビジョン

フォスフェン≒エントプティックの ステージ1、2のビジョンのイラストまとめ

ステージ1

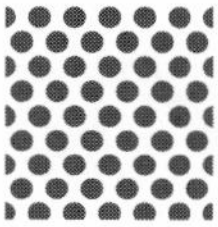
ドットパターン

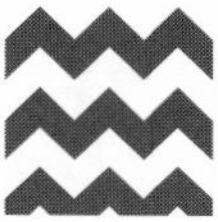
振動パターン

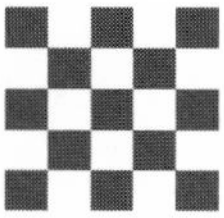
格子パターン

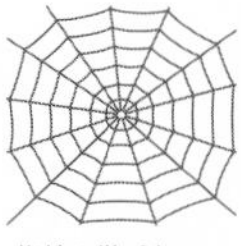
蜘蛛の巣パターン

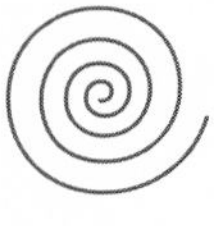
渦巻きパターン

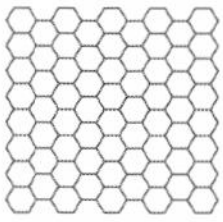
蜂の巣パターン

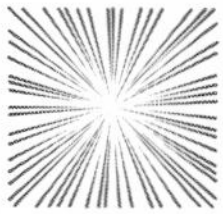
トンネルパターン

ステージ2
ノスタルジックな光の映画(以下が典型的な6パターン)

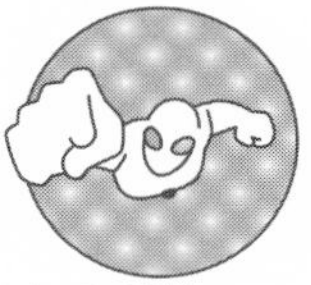
ヒーローのビジョン

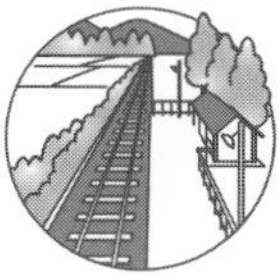
故郷のビジョン

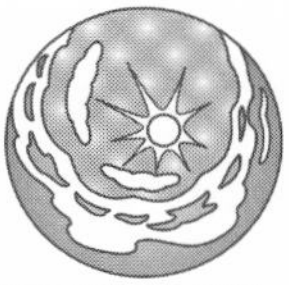
水中から外を見ているビジョン

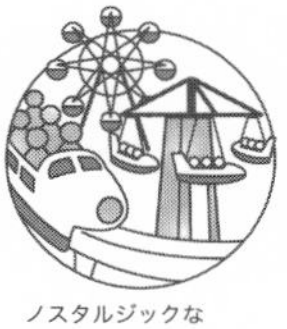
ノスタルジックな
遊園地のビジョン

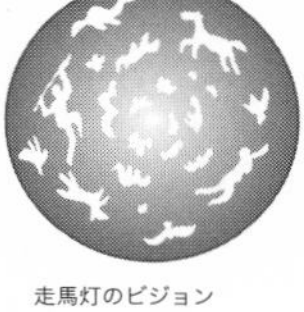
走馬灯のビジョン

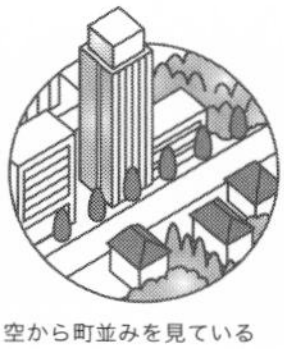
空から町並みを見ている
ビジョン

フォスフェン≒エントプティックのステージ３への移行部、ステージ３のビジョンのイラストまとめ

ステージ３への移行部

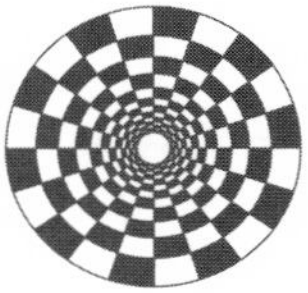

回転する赤色の光の格子トンネル
（あるいは、回転する渦巻きパターン）

ステージ３
光の半獣のビジョン（以下が典型的な２パターン）

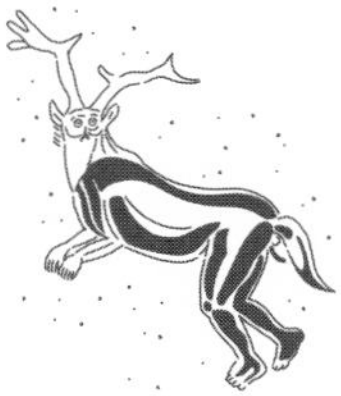

トナカイ人間

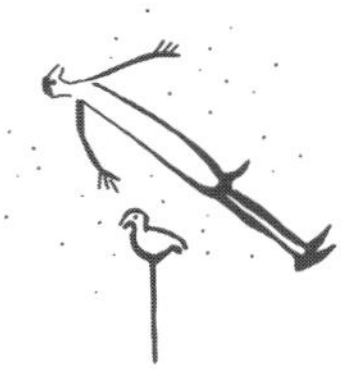

鳥人間

第５章のまとめ

超ゾーン＝フォスフェン瞑想のアルティメット・ステージ（ステージ３）を発動させるためには、目隠しをした状態で37度の傾斜で仰向けになることです。

基本的にはこれだけでアルティメットステージの発動は起こります。

アルティメット・ステージの発動確率を更に高めるには目隠しをした状態の37度の傾斜でテンポ２００のドラムのリズムと低周波音を聴きながら

息を止める

めちゃくちゃ言葉（スピーキング・イン・タングズ）を言う

あるいは、激しいしゃっくりをすることです。

これらを行うとフォスフェン≒エントプティックは脳の記憶の貯蔵庫の最も古い記憶と結びつき、リアルな半獣のビジョンが発動して瞑想≒パフォーマンス能力のアルティメット領域の解放が行われてゆきます。

更に軍隊の軍事訓練を応用してゆきますとアルティメット・グループフロー・モードの発動が起こります。

アルティメット・グループフロー・モードとはチーム全体、企業全体あるいは社会全体、世界全体をアルティメット超ゾーン状態に変容させてゆくテクニックです。

コラム 超ゾーン状態の思考！
～ビジネスに必要な思考の種類と思考のフロー～

昨今、ビジネスの世界でも思考法の重要性が説かれており、ロジカルシンキング、クリティカルシンキング、ラテラルシンキング、といった様々な思考法が注目されております。

ビジネスにおいても様々な思考法が出来ることが要求される時代になってきており、何とか思考、○○シンキングが雨後の筍のように登場してきている昨今で、一体どれが良い思考法なのか？と混乱している方もいらっしゃるかと思います。

思考の基礎になるものとは何なのか？ あらゆる思考パターンの基礎になる土台となる思考はあるのか？ こうしたあらゆる思考パターンを研究してきた一流の研究者の大半はアナロジー思考が思考の基礎であるという結論を出しております。

筆者が専門的に研究してきた折口信夫は、エラノス瞑想理論に多大な影響を与えただけでなく、古代の瞑想研究やパフォーマンス（芸能）の研究のパイオニアであると同時に学問の世界、思想の世界でも最高レベルのものとされ、戦後最大の思想家とされ、言論界のスター的存在でありました吉本隆明などにも多大な影響を与えた戦前思想界の知の巨人です。

その知の巨人とされる折口信夫は、人の思考は大きく分けて2種類あるとしています。別化性能と類化性能という思考法です。

別化性能といいますのは、現代風に言いますとロジカルシンキング（論理的思考）やクリティカルシンキング（批判的思考）、あるいは、科学的思考に近いもので、昨今の学校教育や世の中一般で価値のある思考と思われている思考法が、この別化性能になります。

一方、類化性能といいますのは表面的に異なるものの隠れた共通性を発見し、結びつけてゆく思考であり、アナロジー思考に相当するもので、ラテラルシンキングや探偵の思考法としても有名なアブダクションの土台になるものもアナロジー思考（類化性能）であると言えまして、ラテラルシンキングやアナロジー思考はビジネスにおいてもイノベーションを生み出すことの出来る思考法として注目されております。

20世紀後半における最大の思想家とされる人類学者クロード・レヴィ=ストロースによる『野生の思考』もアナロジー思考を基礎としています。

レヴィ=ストロースは、現代の近代社会が基本としている科学的思考やエンジニア的思考だけで社会を回してゆくことはすでに限界に達していることを指摘しています。

これからは現代社会においてももっと野生の思考（アナロジー思考）を活発に働かせてゆく必要性があることをレヴィ=ストロースは説いているのです。

レヴィ=ストロースに影響を与えた言語学者（ヤコブソン）の考え方の中にもアナロジー思考があらゆる言語の基礎であるという考え方があります。すなわち我々はポエムやなぞなぞのようなアナロジー思考的なものは遊びや応用と考え、普段の論理的思考による言語を普通のもの、基本的なものと認識しているかと思いますが、事実はまったく逆であるということです。

むしろ、ポエム、なぞなぞ、駄洒落のようなアナロジー思考が基礎であり、科学的思考や論理的思考というのはむしろその基礎、土台がなくなるとクリエイティビティが枯渇し、限界がくるということが言えるのです。

以上のように折口信夫、レヴィ=ストロース、ヤコブソンといった20世紀における最高レベルの知の巨人たちは、アナロジー思考こそが思考の土台であるということを説いているのです。

また、ゾーン研究のパイオニアとして知られておりますチクセントミハイは、思考のフローと呼ばれる状態すなわちゾーン状態の思考があることを語っております。

また、アナロジー思考は思考のゾーンに入りやすいことも解っております。意識には様々なレベルがありますが、ざっくり分けるならば日常的意識（OSC）とゾーンなどのような超人的な状態になった際の意識である変性意識（ASC）とに分けることが出来ます。

世の中で一般的に言われている思考というのはどんなに優れたものでも基本的にはOSC（日常的意識）のレベルの中で展開されてゆくものですので、凡人の思考であることに変わりありません。

このASC状態（変性意識）における思考が思考のゾーン状態（思考のフロー）とされるものですが、思考のゾーン状態は大脳辺縁系、側頭葉、などの脳の記憶の貯蔵庫あるいは記憶に関連する部位がゾーンによって刺激を受けて解放されることで、思考が無限に溢れてくるような感覚や現象が起こると考えられております。

また、折口信夫の思想を応用発展させたことでも知られている世界最高の瞑想学会であるエラノス会議の中心メンバーでありましたアンリ・コルバンは3段階の思考法があると言っています。

3段階の思考とはアクル、ナクル、カシュフと呼ばれるもので、ざっくりと申し上げるならば、アクルやナクルは日常的意識の思考に近いものですが、カシュフは超ゾーンに入った時の超人的な思考を指します。

また、折口信夫と親交の深かった思想界の達人である南方熊楠は、萃点（すいてん）と呼ばれる究極の超ゾーン状態の思考の存在を語っております。

こうしたゾーン状態の思考は基本的には瞑想をしなければ身に付かないものです。OSC（日常的意識）の思考ではいくら頑張っても限界があります。レンジ（領域）が狭いからです。

瞑想によりゾーン状態の思考を発動し、更には超ゾーン状態の思考を発動出来れば、アナロジー思考を中心に様々な思考を自在に発揮出来るのです。

●超ゾーン状態の思考（思考のフロー）を発動させる瞑想

目隠しをした状態で様々な駄洒落を言ってゆきましょう。駄洒落が浮かばない方は、国民的な駄洒落（例、蒲団が吹っ飛んだ！今夜はとってもヒヤシンス！パンダこのやろう！等々）を予めストックしておき、言ってみるのでも問題ありません。様々なアナロジー思考に触れてアナロジー思考を鍛えてゆくことは超ゾーン状態の思考を得るためのアプローチの一つとして重要なことです。

また、アナロジー思考を増強する神経伝達物質であるアナンダミドを発動させる超ゾーン＝フォスフェン瞑想を行うことでも超ゾーン状態の思考は発動してゆきますが、駄洒落もまた超ゾーン状態の思考を増強しますので相乗効果があります。

目隠しをし、テンポ200超えのドラムを聴きながら、駄洒落をひたすら言ってゆきます。

「蒲団が吹っ飛んだ!」

「今夜はとってもヒヤシンス!」

「パンダこのやろう!」


この瞑想によりアナロジー思考、ラテラルシンキング、アブダクションのための思考の基礎体力が増強されてゆきます。思考の基礎体力とはアナンダミドの放出や側頭葉などの脳の記憶の貯蔵庫の解放です。

また、超ゾーン状態の思考の発動、アナロジー思考の増強は、ロジカルシンキング(論理的思考)、クリティカルシンキング(批判的思考)の土台にもなり、あらゆる思考パターンのための基礎になってゆきます。

第6章

【エラノス会議の瞑想理論】

～理論編～世界最高の瞑想理論

究極の瞑想理論―エラノス瞑想理論

いよいよ最終章になります。6章では、これまで解説してきました超ゾーン＝フォスフェン瞑想、フォスフェン≒エントプティック、エラノス理論についてのより詳細な解説をしてゆきます。

究極の瞑想理論とされるエラノスの瞑想理論が、これまで皆さんが見てこられた瞑想とはまったく次元が違うものであるということを理解してもらうために、様々な角度からエラノス瞑想理論について解説してゆきます。

フォスフェン≒エントプティック研究の歴史

フォスフェンあるいはエントプティック、フォームコンスタントなどと呼ばれてきた、リアルな光の神経科学的な研究は19世紀にチェコの生理学者であるヤン・エヴァンゲリスタ・プルキニェにより始まりました。

プルキニェにより科学的な知見から研究されはじめたフォスフェン≒エントプティック現象はその後、様々な研究者により研究されてゆきます。

代表的な研究者にジョン・ヒューリングス・ジャクソン、カール・ヤスパース、クルト・シュナイダー、オトフリート・フェルスター、ジェラルド・オスターなどがいます。どの研究者の研究も瞑想を行う上では押さえておくべきですが、特に注目すべきは、ハインリヒ・クリューヴァーとマックス・クノールが行ったフォスフェン≒エントプティック現象を総括的に体系化した研究でしょう。

最近ではやはりロナルド・シーゲルによる研究が最も信用のおけるものの一つです。

エラノスのメンバーであった、エリアーデ、井筒俊彦、アンリ・コルバン、ショーレム、ユングなどにより、ドイツの瞑想の達人であったエックハルトの瞑想や地中海に伝わるグノーシスの瞑想、世界各地の先住民の瞑想、シャーマニズム、インドやチベットに伝わるタントラ、中国のタオイズムなどの強力な瞑想が研究されて行きました。

その中心には神経科学的な光のテクニックすなわちフォスフェン≒エントプティック発動のためのテクノロジーの存在があり、それこそがあらゆる瞑想の奥義であることが瞑想の比較研究から明らかにされていったのです。

さらにエラノス会議において、この光の瞑想技法を神経科学的な現象であるフォスフェンあるいはエントプティックとして捉え、神経科学的な光のパターンを研究し、体系化したのが、マックス・クノールです。

マックス・クノールはエラノスの中心的なメンバーの一人でありました。

また、エラノスのフォスフェン≒エントプティック理論であるマックス・クノールの理論は、先史時代の瞑想研究である認知考古学（認知科学）にも影響を与えてゆき、究極の瞑想とされてきた石器時代の瞑想が明らかになっていったのです。

神経科学的なリアルな光の理論～フォスフェン≒エントプティック、フォームコンスタントの理論～

神経科学的な光であるフォスフェン≒エントプティック、フォームコンスタントと呼ばれてきた現象は、どのように発動するのかということは既に解説してきましたが、ここではより詳細に解説してゆきたいと思います。

フォスフェン≒エントプティックが発動する代表的な方法あるいは状況は、「感覚遮断」「視覚情報を単純化する（海をひたすら見る、青空をひたすら見る）」「酸欠」「血中の二酸化炭素濃度の増加」「42時間睡眠をとらない」「時差ボケ」「過度な労働による疲労」「スリル」「苦痛」「空腹」「ビタミン不足」「低血糖状態」「ドパミンやエンドルフィンの放出」などになります。

特に、「感覚遮断」の実験は有名です。アメリカの心理学者のコリン・マーティンデールは、普段からトレーニングをしていない人でも、暗闇での感覚遮断をすると、2時間～3時間でフォスフェン≒エントプティックが必ず発動することを明らかにしました。

他にも1983年に行われた実験によると、42時間睡眠を取らないことで、特別な訓練をしていない大学生の大半がフォスフェン≒エントプティックを発動したといいます。

この42時間という時間がポイントになるようです。この42時間の間に1時間の仮眠をとったグループはフォスフェン≒エントプティック発動が低くなり、6時間の睡眠をとったグループはその発動はゼロになったと報告されています。

他にも時差ボケや過度な労働による疲労、スリルや苦痛、空腹、ビタミン不足、低血糖状態もフォスフェン≒エントプティック発動を促進させる可能性が指摘されています。

ゾーンとは狭義に言えば火事場のバカ力ですので、やや荒療治的な状況でも発動するわけですが、重要なのは超ゾーン＝フォスフェンのタイプの瞑想を満遍なく行いバランスを取ることです。荒療治的な方法を頻繁に行うとバランスを崩しかねません。

こうしたフォスフェン≒エントプティック発動に共通することは、外部からの脳への情報を遮断する、あるいは外部の情報を単純化させることで、脳の中枢神経の自己興奮、電気的興奮を促進させることであると、研究者たちは言っていたのです。

要するに我々の脳は普段様々な外界からの情報に晒されていて、その情報が遮断されてしまったことで、脳は手持ち無沙汰になり、電気的興奮を起こすということです。
そしてフォスフェン≒エントプティック発動時には、通常の数倍以上のエンドルフィンやドパミンなどの放出が行われているのです。

また、視神経、後頭葉、側頭葉といった視覚に関連する部位や記憶に関わる海馬を含む大脳辺縁系も、フォスフェン≒エントプティックに関係すると考えられております。視覚野である後頭葉への電気刺激によりフォスフェン≒エントプティックが発動するのはよく知られている現象です。

ジョン・ヒューリングス・ジャクソンの学派の研究者はフォスフェン≒エントプティック現象を部屋の暖炉の火が夕暮れの窓に映し出されてゆく状態に喩えています。
暖炉の火の明かりはまだ外が明るい状態では、はっきりと窓には映りません、むしろ外の景色が存在感を持つわけですが、夕暮れから段々と外が暗くなるにつれて暖炉の火の明かりがはっきりと窓に映し出されてゆきます。

フォスフェン≒エントプティック現象とは、こうした状態であると説明されております。要するに外界の情報があるうちはニューロンの発火も目立たないわけですが、感覚遮断をすることで脳内部の発火が存在感を持ちはじめるということです。

いずれにせよ、世界各地の瞑想の奥義は呼吸停止（息を止める）、過換気呼吸（激しい呼吸）、感覚遮断にありますが、どれもフォスフェン≒エントプティック発動を狙っていることは明らかです。

息を止めることで、体内の二酸化炭素濃度は高まりフォスフェン≒エントプティック発動は起こりますし、過換気呼吸により酸欠になることでもフォスフェン≒エントプティックは発動します。そして感覚遮断も脳の電気的興奮を起こすのは上述した通りです。

世界各地の強力な瞑想の目的はフォスフェン≒エントプティックを発動させることで、神経伝達物質の放出を数倍以上に高め、自由自在なパフォーマンスを可能にする超ゾーン発動状態の心身に解放することだったということは明らかです。

史上最強の瞑想理論！エラノス会議への道

私事でございますが、筆者の実家について少しお話ししようと思います。

筆者の実家は、古くは武術や禅の達人としても名高い山岡鉄舟なども出入りをしていた家でした。そんな系譜からか筆者の祖母も大変に瞑想に詳しく、総持寺などの日本のトップレベルの僧侶の方達がよく筆者の実家に出入りをしていました。

僧侶のみならず、名人クラスの寄席の噺家（落語家）や浪曲師、かつて演劇界の天皇とも称されていた北條秀司さんや手塚治虫から師匠と仰がれていた漫画界の重鎮・田河水泡さん（サザエさんの原作者である長谷川町子の師匠でもあります）、日本映画の基礎を作った松竹ヌーヴェルヴァーグの映画監督など、瞑想や芸能、芸術のトップレベルの人達が出入りしているような家でした。

皆さんも祖母を慕っており、祖母は芸術や芸能、瞑想に詳しく、縦横無尽に瞑想や芸能、芸術について語っていました。筆者も祖母から日想観や息吹永世といった日本の非常に古い瞑想や呼吸法を学んでいました。

こういった環境で育った筆者は、「瞑想とは何か？　芸能とは何か？　芸術とは何か？」ということを常に自問自答しながら人生を歩むこととなりました。

しかし、世の中の大半の学問や研究はこうした瞑想、芸能、芸術の全体像を示してくれるようなものはなく、それぞれ独立したものとして語られているものがほとんどでした。

そんな中、祖母から学んだ日本の古い瞑想（日想観）を学問の基礎にしているという折口信夫という研究者の存在を知りました。

この折口信夫こそ瞑想、芸能、芸術が本来一つのものであるとして、瞑想とパフォーマンスを総括的に研究した研究者でした。また、世界ではじめてパフォーマンス（芸能）をアカデミックに研究した研究者であり、パフォーマンスとは瞑想でゾーンに入り行うものだということを、学問として世界ではじめて明確に打ち出した研究者でした。

そして、その折口信夫の瞑想とパフォーマンスの理論は世界最高の瞑想学会であるエラノス会議にも影響を与え、更に世界中の瞑想の根源的法則を解き明かすところまで発展していったのです。

筆者はこの折口信夫の瞑想理論とエラノス瞑想理論を日本におけるエラノス理論の総本山である國學院大學で学び、長年にわたり研究してきました。

しかし折口信夫の理論もエラノス理論も極めて難解な理論のため、これまで一般の方にはほとんど知られていない状況でした。

そこで、筆者はこの究極の瞑想理論をより実践的瞑想法として体系化し、一般の人に伝えようと研究を重ねて参りました。そしてこれまでに3万人を超える瞑想者やパフォーマーの指導にあたり、超ゾーン＝フォスフェン瞑想の効果は証明されてきました。

本書はその実践法をはじめて一般の方に公開したものとなります。本書が瞑想とパフォーマンスの究極の領域が拓かれてゆく歴史的な第一歩となるのです。

エラノス会議の瞑想理論

エラノス会議というのは、世界中すべての瞑想に通底する真の奥義、瞑想の核、瞑想のコアのようなものを発見するために、世界各地のあらゆる分野の最高レベルの研究者が集結した学際的研究会です。

学際的というのは、学問分野の壁を越えた研究のことです。

エラノス会議には、心理学で有名なユング、現象学的な瞑想研究の大家として知られるルドルフ・オットーやエリアーデ、アンリ・コルバン、ショーレム、日本からは京都学派や折口信夫の学派が参加していました。

また、忘れてならないのは、神経科学的にフォスフェン≒エントプティック現象を総括的に研究したマックス・クノールもエラノス会議の中心メンバーの1人であり、フォスフェン≒エントプティック研究で第一人者でもあるK・ヤスパースはアンリ・コルバンと親交があり、その理論がエラノスに取り込まれていったということです。

エラノス会議は古今東西の瞑想テクニックを総括的に研究し、その奥義にフォスフェン≒エントプティック瞑想があることを発見してゆくのです。

研究対象になったものを具体的に言うと、世界中の先住民の瞑想やシャーマニズム、チベットの瞑想（ダークリトリート）、中国のタオイズムの瞑想、インド瞑想（タントラ、クンダリニー)、ネオプラトニズムの思想、地中海に伝わるグノーシス主義の瞑想、イスラエルに伝わるメルカバー瞑想、中東に伝わるスーフィズムの瞑想、インド瞑想の達人として知られるシャンカラやドイツの瞑想の達人として知られれるエックハルトの瞑想、中東の瞑想の達人ルーミー、中国瞑想の達人・呂洞賓などです。

また、エラノス会議が開かれていたスイスのアスコナという土地の魅力も重要と考えられております。

スイスのアスコナはクリエイティブな人達（芸術、芸能、パフォーマンス、学者、思想家、哲学者、瞑想者）における聖地でした。

ですからあらゆる分野のクリエイター、パフォーマーや研究者がこの地を訪れており、その延長線上にエラノス会議も生まれたのです。

また、カウンターカルチャー、サブカルチャーといった現代の大衆カルチャーや前衛芸術(アバンギャルド)、現代のあらゆる瞑想カルチャーにもアスコナにおけるクリエイター、パフォーマー達の出会いが多大な影響を与えたと考えられております。

様々な神経科学的な光（フォスフェン≒エントプティック）の名称

本書では超ゾーン状態の発動の目安となる神経科学的な光をフォスフェンやエントプティックという名称で呼んできましたが、このフォスフェンを表す名称は様々あります。

ここでは、フォスフェン≒エントプティック現象の様々な名称を紹介してゆきます。

神経科学的な名称としましては、やはりフォスフェン≒エントプティックあるいはフォームコンスタントという名称が有名です。

他にもプリズナーズシネマ、ガンツフェルト効果、セネストパチーなどもフォスフェン≒エントプティック現象とイコールではないのですが、フォスフェン≒エントプティックの派生型として捉えることが出来ます。

伝統的な瞑想テクニックの名称としては、エスキモーに伝わるコウマネクや古代ペルシャ瞑想におけるマガ、ドイツ最大の瞑想家のエックハルトのゼーレンフンク、地中海のグノーシス瞑想に伝わるディヴァイン・スパークなどがあります。

コウマネクというのは光明（悟り）を意味する最も古い言葉の一つとも考えられております。また、ブッダも悟りの際にフォスフェン≒エントプティックを見ていることがエラノス会議により明らかにされておりますが、光明の原型とされるものはすでにエスキモーに伝わるコウマネクや多くの先住民の瞑想のフォスフェン≒エントプティック技法の中にすでにあったことが示唆されているのです。

また、ここで重要なもう一つのことはほとんど世界各地の強力な瞑想の中に神経科学的なリアルな光を見るための技法が奥義として存在しており、その光の現象に特別な名称を付けているということです。

記憶の貯蔵庫の理論

4章、5章で紹介しましたフォスフェン≒エントプティックのステージ2、ステージ3

においては、記憶が関係していると考えられておりますが、実は記憶のメカニズムはまだ完全に解明されておりません。

記憶の科学的な研究は、ドイツの心理学者エビングハウスにより19世紀に始められ、1970年代初頭から1980年代には、記憶研究の権威とされるタルヴィングにより様々な記憶の種類があることが発見されてゆきます。

- エピソード記憶（個人的体験の記憶。例、旅行に行ったなど）
- 意味記憶（言葉の意味の記憶）
- 手続き記憶（自転車の乗り方や泳ぎ方などの俗にいう体で覚えている記憶）

等々のメカニズムが明らかにされてゆきました。

記憶の貯蔵庫としての働きを持つと考えられている脳の部位は、特に海馬、側頭葉が重要とされてきていますが、他にも間脳、頭頂葉、前頭葉、あるいは手続き記憶における大脳基底核や小脳などが記憶に関わる部位と考えられております。

フォスフェン≒エントプティックのステージ2やステージ3ではこうした記憶の貯蔵庫

や視覚を司る後頭葉なども活性化していることが解っております。

また、ステージ２やステージ３で解放されてゆく記憶の貯蔵庫には未だ未発見の脳の部位もあると考えられておりますが、現状のエビデンス（科学的根拠）から言えるのは、側頭葉を中心とした記憶の貯蔵庫が解放されるといった説明になるかと存じます。

認知科学的な考古学 ～認知考古学について～

フォスフェン≒エントプティックのステージ3を明らかにした学問を認知考古学といいます。

認知科学の手法を取り入れた考古学です。

そもそも認知科学というものは、１９５０年代に起こった認知革命により生まれた学問です。

これまで主流であった心理学（行動主義心理学）では、外から観察できる行動をメインに研究してゆくのに対して、認知科学は人の心をコンピューターの情報処理のようなものとして捉えて心の働きを解明しようとした学問です。つまり、外から観察出来なくとも、心や脳では様々な活動が行われている、その心の働きを明らかにしてゆくのが認知科学とも言い換えられます。

昨今では、コンピューターの情報処理のようなものとして人の心の働きを捉えてゆく従来の認知科学的発想の限界も言われており、環境や身体をトータルで捉えてゆく、新たな認知科学の動きも起こってきております。

認知考古学はこうした認知科学を取り入れ、1990年代頃に成立した学問です。『心の先史時代』や『歌うネアンデルタール～音楽と言語から見るヒトの進化～』などで話題になったスティーヴン・ミズンなどは認知考古学を代表する研究者です。

認知科学を取り込むことで、究極の瞑想者とされてきた石器時代人の瞑想テクニックや意識のレンジ（領域）が認知考古学により明らかにされていったのです。

また、究極の瞑想を解き明かすための認知考古学の基本となった理論もエラノス会議の神経科学的な基盤でありましたマックス・クノールやハインリヒ・クリューヴァーによるフォスフェン≒エントプティック理論なのです。

認知科学もその発生からかなりの時間が経ち、様々な限界が指摘されている中で、認知考古学が明らかにしていった人の意識のレンジと身体のレンジ（領域）の究極の形態は、これからの新たな学問の形にも大きな貢献をしてゆくものと考えられているのです。

フォスフェン≒エントプティックを発動させる心身の状態

瞑想における究極の意識状態についても様々な名称で呼ばれてきました。

そして究極の意識状態とされてきたものは、例外なく強力なフォスフェン≒エントプティック現象が確認されているのです。

代表的な瞑想における究極の境地には以下のようなものがあります。

ヨーガにおけるサマーディ、マインドフルネスの原型とされるヴィパッサナーなどによる悟りあるいは光明、インド瞑想における梵我一如あるいは不二一元論の境地、地中海のグノーシス主義におけるグノースティコス、アフリカ先住民のキア、メンタルトレーニングにおけるフローやゾーン、先住民の瞑想やシャーマニズムにおけるエクスタシーおよびポゼッション、中近東のスーフィーにおけるファナー、井筒俊彦による意識のゼロポイントあるいは存在のゼロポイント、アンリ・コルバンにおけるイマジナル、等々。

これらは全て瞑想や意識における究極の状態とされてきたものですが、この全てにおいて強力なフォスフェン≒エントプティックの発動があることが解っているのです。

この中でも特に高い意識のレンジに達し、また幅広い心身のレンジを自在に移行できる圧倒的なパフォーマンスの解放はアフリカ先住民に伝わるキアと呼ばれる瞑想テクニックです。

キアは、ヨーガの奥義ともされるクンダリニー以上の瞑想効果を発揮し、現存する瞑想テクニックの中では、最も石器時代の究極の瞑想のレベルに近いものの一つと考えられており、強力なフォスフェン≒エントプティック発動が起こることが知られています。

ヨーガ（ヨガ）やマインドフルネスも元々はフォスフェン≒エントプティック瞑想から生まれた

筆者は本書の冒頭で、ヨガやマインドフルネスブームに対して、より強力な瞑想としての超ゾーン＝フォスフェン瞑想があることを解説してきました。しかし、厳密に言いますと、ヨガやヴィパッサナー（マインドフルネス）の中にもフォスフェン≒エントプティック現象は起こり、ヨガやヴィパッサナー（マインドフルネス）も元々はフォスフェン≒エントプティック瞑想から影響を受けて生まれたものなのです。

フォスフェン≒エントプティック瞑想とは最も古く、最も新しい瞑想です。エラノスが発見した人類最古にして究極の瞑想を神経科学的にアップデートしたものでした。

現在流布しているヨーガやマインドフルネスの大半はあまりにもレベルの低いものに成り下がってしまいましたが、元々は最古の瞑想である石器時代のフォスフェン≒エントプティック瞑想を参考にして生み出されたものだったのです。

フォスフェン≒エントプティック発動を内部に取り入れていた頃の元来のヨーガやヴィ

パッサナー（マインドフルネス）の状態に回帰出来ればヨガやヴィパッサナーは価値のある瞑想になります。

これは人類学やインド哲学における研究、ヨーガやヴィパッサナー（マインドフルネス）の歴史を見れば明らかで、元々は強力な瞑想だったものが、徐々に薄められ、今では残念ながら脱け殻のようなヨーガ、ヴィパッサナー（マインドフルネス）になってしまったのです。

従いまして、ヨーガやヴィパッサナー（マインドフルネス）を本来の強力な瞑想に戻すためにもフォスフェン≒エントプティックの瞑想は必須であるように思うのです。

人の意識の全てのレンジ（領域）を使いこなす！～日常の意識状態（OSC）と変性意識状態（ASC）～

意識というのは大きく分けますと日常の意識状態と変性意識状態に分かれます。日常の意識状態は専門的にはOSCあるいはハイロトロピックと呼ばれ、変性意識状態はASC

あるいはホロトロピックと呼ばれております。

ゾーンや超ゾーンはもちろんＡＳＣの一種になりますが、超ゾーンの目的はむしろある一つのレンジ（領域）に固まることなく、意識のレンジ、身体のレンジのすべての領域を使いこなせるようになることを目指してゆきます。

これまでの瞑想の問題点はあるレンジ（領域）を至高とし、それ以外のレンジを認めない点にありました。

しかし瞑想やパフォーマンスのレベルが人類史上最高レベルであったと考えられている石器時代人は意識のレンジのすべて、身体のレンジのすべてを自由自在に行き来し、瞑想やパフォーマンスを行っていたと考えられています。

私達は目的に合わせて意識や身体を使おうとする傾向がありますが、我々の心身のレンジ（領域）の幅の広さは本来はとてつもない広さを持っています。

ですが、一般的に我々の目的に使用される心身は実はこの全体の領域から見た際には微々たるものなのです。

昨今の瞑想やメンタルトレーニングの書籍の多くも、人の意識のレンジ（領域）のごく一部だけしか説かれていません。それは安全面や利便性を重視する目的以上に、世界各地の瞑想を網羅した研究が行われていないことで、意識のレンジのすべてを把握し損ねているのです。

少し考えれば分かりますが、ある競技で表面的に使う筋肉だけを鍛え、それ以外を鍛えないアスリートがいるとすればやはりプレイのバランスは悪くなるでしょう。

実際のパフォーマンスで使用する筋肉以外の全ての筋肉をバランス良く鍛える、あるいは未使用な筋肉を鍛えた方がおそらくはより繊細かつパワフルなパフォーマンスを行うことが出来るはずです。意識のレンジも同様です。エラノス理論においては、人の意識のレンジのすべてを目覚めさせてゆきます。

意識のレンジ、身体のレンジのすべてを目覚めさせることを目的にすることで我々の心身はより自在になります。

要するに目先の目的よりもより大きな目的を持つことで、結果的にはより大きな成果をあげることが出来るのです。

先住民の瞑想のバランスの良さと瞑想の危険性～魔境、禅病、クンダリニー症候群など～

先住民の瞑想の中にはアドレナリン型瞑想が豊富にあります。いわゆるドラムのリズムや低周波音をバックに激しい呼吸、過換気呼吸を行う瞑想です。

これは2章、3章でも解説したように、ストレスの多い現代社会においてはアドレナリン過剰分泌となることでメンタルの調子を悪くすることが危惧されているのですが、先住民の瞑想は必ずセロトニン型瞑想すなわち息を長く吐くような静かな瞑想も豊富にあり、神経伝達物質やメンタルのバランスをとる方法を経験的に知っていたようなのです。

何よりも神経科学的な研究から世界各地のほとんどの先住民の瞑想レベル、ゾーンレベルは世界の瞑想の中でもトップレベルであり、まさに超ゾーン＝フォスフェン瞑想そのものと言っても過言ではない水準の瞑想やゾーンを伝承してきているのです。

一方で一般に瞑想の危険性として禅病、魔境、クンダリニー症候群、偏差あるいはシュード・ニルヴァーナといった心身に不調をきたす、言わば瞑想の副作用のような症状が知られております。

こうした現象は無理な瞑想により心身のバランスを乱したことにより起こる現象です。様々な症状があり、仏典には50種類の魔境が紹介されていますが、主に不快な幻覚（幻視）や幻聴が起こります。（必ずしも不快な幻覚とは限らないのですが……）あるいはシュード・ニルヴァーナ現象のように瞑想の途中の段階をゴールと誤解し、慢心してしまうような状態もあります。

そもそも瞑想は追い込まれた状態やバランスを崩した状態でも一時的にかなり深い意識のレンジ（領域）に入れる場合がありますが、～あるいは表面上深いレンジに入ったと錯覚させるような状態～このバランスを崩した状態の瞑想を繰り返し行っていると、その反動のような現象が起こり前記の禅病のような心身の状態になってしまうのです。

また、魔境の類いも必ずしも悪いわけではなく、成長のための過程である場合も多いのです。その場合は基本的には魔境を受け流すようにしてゆくことが対処法とされております。

また、よく指摘されるのは禅病と瞑想の達人、あるいは瞑想の究極的な境地の内的体験の類似性です。同じようなビジョンを体験しながらも受け取り方は真逆で、禅病は苦しく最悪な状態、あるいは慢心してしまうのに対して、瞑想の達人や究極の境地は深い意識のレンジに達し、解放された心身を手にしているといった違いがあるのです。

ただ、上述しましたように、こうした現象（魔境）は必ずしも別物や偽物というわけではなく、心身に無理はあるものの一時的にはそれなりに深い意識のレンジに達している場合もあります。

問題はこうしたバランスを崩した状態での一時的な深い意識領域を頻繁に使うことで、

バランスを慢性的に崩してしまうことでしょう。あるいは逆に瞑想を中途半端な覚醒段階でやめてしまうことも魔境を悪化させることに繋がる場合もあります。

以前は心理学の世界ではブッダの意識や先住民の意識、石器時代人の意識とメンタル疾患の意識を同じものとする意見も目立ちましたが、昨今言われていることは、先住民や石器時代人の瞑想の達人はOSC（日常意識）からASC（変性意識）までの全ての意識のレンジを自由自在に行き来出来るのに対して、メンタルの疾患の場合は、ある意識のレベルに固着気味の状態になっていることが言われております。

様々な意識のレンジをバランス良く発動させてゆく先住民の瞑想の知恵はこうした禅病を予防してくれるのです。

超ゾーン＝フォスフェン瞑想も様々な意識のレンジをバランス良く発動させてゆくのが基本となり、そのように瞑想を行うことで、禅病的な心身の固着を防ぐことが出来るのです。

超ゾーン＝フォスフェン瞑想のための食事と栄養

食事と瞑想、食事とゾーンは極めて密接な関係性があります。

筆者が研究してきた瞑想学や芸能学においても民俗料理（郷土料理）や縄文食、食の瞑想の研究がされていたので、ここではその見識をもとにして、ゾーン、瞑想に良い食事や栄養についてお話ししてゆきます。

そもそも精進料理や各地の郷土料理などは元々は瞑想文化から生まれてきたものなので、食事と瞑想の関係は皆さんが想像されるよりも遥かに大きなものなのです。

栄養学的に見た際に脳や神経伝達物質に良い効果があるとされる栄養素はたんぱく質、ビタミンB群、鉄、マグネシウム、亜鉛、ビタミンDなどです。

特にたんぱく質は神経伝達物質の原料になり、ビタミンB群、鉄、マグネシウム、亜鉛、ビタミンDなども神経伝達物質の合成や機能させる上で重要な栄養素になります。

また、腸内細菌も神経伝達物質の合成に重要な働きをしますので、腸内環境を良くすることも脳や神経伝達物質のパフォーマンスを高めるための基本となります。

では具体的に瞑想やゾーンに良い瞑想食を紹介してゆきましょう。

●ドパミン、アドレナリン、ノルアドレナリンの原料となるフェニルアラニン

タンパク質を構成するアミノ酸の一つであるフェニルアラニンは記憶力を高め、やる気やモチベーション、集中力を作り出します。それだけでなく、フォスフェン≒エントプティック発動の重要な要素であるドパミンや基本的なパフォーマンス能力である戦闘トランスモードを発動させるアドレナリン、ノルアドレナリンを作る原料になります。更に瞑想やゾーンの要の神経伝達物質であるエンドルフィンの放出を活性化させる効果もあるので神経伝達物質のための最強の栄養素の一つと言えます。

このフェニルアラニンを多く含んだ瞑想食が精進料理です。精進料理の中でも特に萬福寺の普茶料理は、中国の医食同源の思想（薬になる食べ物）による精進料理ですのでお勧めです。

●セロトニンの原料となるトリプトファン

タンパク質を構成するアミノ酸の中でリラックスさせる効果のあるセロトニンの原料になるのがトリプトファンです。トリプトファンがセロトニンになるには、ビタミンB群、特にビタミンB6や糖分と一緒に取る必要があります。この全ての条件を満たす食材がバナナであることは有名です。

また、バナナのみならず全ての食材は可能な限りオーガニックをお勧めいたします。オーガニックにも様々な段階のものがありますが、可能な限り質の高いオーガニックの食材が良いでしょう。有機農業の聖典と称されているアルバート・ハワードの『農業聖典』などは一読をお勧めいたします。

●アナンダミドの原料となる肉類

肉類はアナロジー思考と関係が深い神経伝達物質であるアナンダミドの原料となるアラキドン酸が豊富に含まれております。

これは牛肉のステーキ、焼き肉、しゃぶしゃぶなどで十分な効果が得られますが、瞑想効果をより高められる瞑想食としましてはジビエがよりお勧めです。（ジビエについては後述いたします。）

●辛い食べ物はエンドルフィンを活性化させる！

辛いものは超ゾーン＝フォスフェン瞑想の要ともいえる神経伝達物質であるエンドルフィンを放出させます。

キムチなどはエンドルフィンやエンケファリン、ノルアドレナリン、アドレナリンを放出させるカプサイシンに加え、神経伝達物質を作るのに必要なビタミンB群を豊富に含み、更に神経伝達物質の合成に重要な働きをする腸を整える効果も高いので、強力な瞑想食と言えます。

●究極の瞑想食！タマリンド

タマリンドはインド料理が好きな方はご存知かと思いますが、インドや東南アジアで食べられているマメ科の植物です。

タマリンドは腸内環境を整える効果があり、鉄、亜鉛、マグネシウム、ビタミンB群、ビタミンC、葉酸、ナイアシンと神経伝達物質を整える効果のある栄養素が凝縮しており、インドでは古くから伝統医療の中で薬としても使われてきました。

実際にインド瞑想の歴代最高の達人の1人であるとされるタンセンはこのタマリンドにより、圧倒的な超ゾーンを発動させていたことが伝えられております。

Amazonなどでタマリンドのジュースも販売されていますので、手軽に飲むことが出来ます。

●神経伝達物質を活性化させる！ エラブウミヘビ

沖縄の伝統食材の代表格とされ、滋養強壮食の代表格ともされるエラブウミヘビですが、これは神経伝達物質を活性化するのにも最適な栄養素を含んでいます。

エラブウミヘビは必須アミノ酸9種類のすべてを含み、更に脳に良いとされる栄養素の一つであるオメガ3も豊富に含まれております。

特に必須アミノ酸の中でも、やる気、モチベーション、集中力や基本的なパフォーマンス能力を司るドパミン、アドレナリン、ノルアドレナリンの原料となるフェニルアラニンやメチオニンや精神安定効果の高い神経伝達物質であるセロトニンの原料となるトリプトファンなどが豊富に含まれております。

昨今はAmazonなどでサプリメントとして販売されていますが、沖縄在住の方はイラブー汁などの料理で食べられることをお勧めいたします。

●胃腸を健康にしてメンタルを改善する！ンジャナ

こちらも沖縄の伝統野菜で昔は胃腸の薬とされてきたもので、腸内環境を整え、健胃（胃腸を丈夫にする）効果があるとされています。脳を健康にするには神経伝達物質の合成に関わる胃腸を健康にしておく必要があります。ンジャナなどで胃腸を丈夫にすることがその第一歩になるのです。

こちらもAmazonなどで手に入れることが出来ます。

エラブウミヘビやンジャナのみならず沖縄料理は理想的な瞑想食といえます。

ミーバイや沖縄もずく、モーイなどの魚や海藻、ミミガーやテビチ、島豆腐といった豊富なたんぱく質、ゴーヤやンジャナは胃腸を丈夫にし、ハンダマや長命草といった薬草は血流を改善します。眠り草とも呼ばれるクワンソウは睡眠を改善し、リラックス効果も高い薬草です。

また、沖縄の食材の組み立て方も医食同源（薬になる食べ物）の思想に基づいたものになっているのです。

沖縄の食文化自体が理想的な瞑想食と呼べるのです。

●マグネシウム、鉄、亜鉛でメンタルを安定させる！ アカモク

アカモクというのは東北を中心に郷土食として食べられている海藻で海の山芋とも呼ばれており、文字通り山芋のとろろのような海藻です。

海藻は脳に良い食材の筆頭とされていますが、アカモクは脳や神経伝達物質のためにとても良いとされるマグネシウムや鉄、亜鉛を豊富に含みます。

また海藻の中でも特に神経伝達物質の合成に重要な働きをする腸内の環境を整える効果が高いとされていますので、脳や神経伝達物質にとって一挙両得の食材と言えます。

●脳の万能薬！ノニジュース

昔からオセアニアの民間療法の中では脳に良いフルーツとして知られてきましたが、昨今は科学的にもドパミンやノルアドレナリン、セロトニンなどの神経伝達物質を増やす効果があることが解ってきております。

オセアニアは瞑想研究においても非常にレベルの高い瞑想が数多く残されている土地であり、その中においてノニはメンタルを安定させる重要な瞑想食として考えられてきたのです。こちらもAmazonなどで販売されています。

●イノベーション力を解放する！ジビエ

イノシシ肉やシカ肉に代表されるジビエは石器時代の食の中心でした。

昨今栄養学の面からも縄文食、石器時代食が栄養学的にも理想的であったことが解ってきておりますが、ジビエは瞑想食としても大変に優れたものです。

ジビエは高タンパク、ビタミンB群、鉄、オメガ3といった脳や神経伝達物質にとって重要な栄養素をたっぷりと含んでおります。また、シカ肉には記憶力、発想力などのクリエイティブな能力を高めるアセチルコリンの原料となるアミノ酸（アセチルカルニチン）が豊富ですので、理想的な瞑想食であると言えます。

ジビエは苦手という方は長野県にあります星野屋さん、スズキヤさん、清水屋さんという三大ジビエ料理の名店に一度食べに行くことをお勧めいたします。

この三大ジビエ料理の名店で、これまでジビエ嫌いだった方が大のジビエ好きに変わると言われております。

●瞑想に効くハーブ！ アダプトゲン

アダプトゲンは東洋医学や民間療法などで使われてきたメンタルに効くハーブのことです。

昨今はロディオラやセント・ジョーンズ・ワートなどのアダプトゲンやハーブが大変話題になっているので聴いたことのある方も多いかと思います。

どのアダプトゲンも古くから使用されている素晴らしいものですが、筆者が個人的にお勧めしますのはシベリア人参とホーリーバジルです。どちらも一口飲むだけで心身を落ち着かせる感じがするものですが、実際に自律神経を調整する効果が高いことが解っております。

●メンタルに効く！漢方薬

漢方薬もメンタルを整えるのに良いでしょう。

漢方は普通は「証」と呼ばれる一人一人の心身の状態に合わせて処方するため、この症状にはこれといった西洋医学的な方法をとりません。

昨今病院や薬局でみられる花粉症には小青龍湯のような処方の仕方は病名治療と呼ばれ、本来の漢方の考え方とは異なります。

その辺りを十分に踏まえて頂いた上でざっくりとしたメンタルに効く漢方薬を紹介したいと思います。

もちろん、お薬ですので必ず漢方医にご相談の上での服薬をお勧めいたします。

さて、ざっくりと申し上げるなら、漢方でメンタルに良いとされる漢方薬は肝系の漢方薬と心系の漢方薬とに分けられます。

肝系の代表格は昨今様々な科学的エビデンスも出てきている抑肝散や抑肝散加陳皮半夏でしょう。

抑肝散の成分である釣藤鈎はリラックス効果の高いセロトニンを増強させる効果があることが知られています。

他にも肝系の漢方薬でメンタルに効く漢方薬の代表格は柴胡剤と呼ばれるものがあります。

柴胡剤には大柴胡湯、四逆散、柴胡加竜骨牡蠣湯などがあり、どれもメンタル疾患にも効くだけの効果があります。

心系の漢方薬の代表格としては加味帰脾湯や昨今、不眠に効く漢方薬としても有名な酸棗仁湯があります。

また、葛根湯や麻黄湯という風邪薬としても有名な漢方薬の成分である麻黄という生薬は　エフェドリンを含んでおり、エフェドリンはフォスフェン≒エントプティックの発動を増強することが知られています。

●美食学がエンドルフィンを活性化する！

筆者の個人的な印象論ではありますが、昨今は栄養素さえ、取れればそれで良いといったような風潮も世の中の一部であるように思いますが……、瞑想やパフォーマンスは栄養素をただ機械的に摂取すれば良くなるというものではありません。

食事に興味関心、食材や料理に敬意を持つことが重要かと思います。

実際に伝統的な瞑想食の文化はただ単に栄養素を摂取するだけでなく、食材や料理に敬意を持つことを基本としてきました。

そしてそれは単なる精神論ではなく、皆さんにとってもメリットのあることなのです。

食事に興味を持つようになりますとエンドルフィンが放出されやすくなります。

本当に美味しい料理を食べることで瞑想能力、パフォーマンス能力を最も高める神経伝達物質であるエンドルフィンが活性化することは証明されているのです。

また、食事というのは美意識や感性、想像力、発想力といったクリエイティビティを養うことの出来るものでもあります。

最高レベルの料亭などでは、料理の味、形式、空間演出、器、仲居さんの所作、礼儀作法までが最高レベルの総合パフォーマンス空間になり、瞑想的な空間になっております。

こうした、食を楽しみ、食材に敬意を持つ空間は瞑想の基本にもなるのです。

ガストロノミー（美食学）や世界各地の民族料理を研究した石毛直道の著作なども食事をクリエイティブなものに変えてゆく上でお勧めです。

食事は毎日のことなので、こうした時間からもクリエイティビティを鍛えてゆくことをお勧めいたします。

食の瞑想

禅や日本各地の村々に伝わる民俗芸能の中には食事そのものを瞑想として行う方法があります。

古いインドの瞑想にも強力な食の瞑想がありますのでご紹介したいと思います。

可能な限り上述したような瞑想食の条件を満たしている食材を調理したご自身にとっての最高の料理を用意します。

そのまま普通に食べて頂いて問題ありませんが、普段よりもゆっくりと食べて、何よりもその料理の味だけに集中してゆきます。

食べることが好きな方はこうしたことを自然と行っていますが、それでも普段の何倍も料理の味に集中してゆきます。

そのまま料理の味に集中してゆきますと普段気づかない味覚の世界が広がってゆきます。

そしてこの瞑想をしながら味に集中してゆくことをひたすら行ってゆきますと、次第に空間認識を司る頭頂葉に変化が起こり、味そのものと自分自身が一つになってゆくような現象が起こります。

後はこの味と自分自身が一つになった感覚をひたすらキープするように集中してゆきます。

精進料理はもとより、美食もそれそのものが、神経伝達物質を活性化させる瞑想に近い効果があるのですが、このようにして料理を味わうことで、より高度な瞑想になってゆきます。

この瞑想の効果効能は普通に食べること以上に神経伝達物質を活性化させる効果があり、また、食べる時ですので、生活の中に自然と取り入れることが可能です。

また、この瞑想によりビジネスでの発想力などのクリエイティビティを飛躍的に高めることが可能になります。

瞑想の歴史と瞑想研究史

瞑想やゾーンは石器時代の瞑想を研究してきたドイツの民族学者であるアンドレアス・ロンメルやフランスの考古学者であるサロモン・レナックによれば少なくとも3万年以上の歴史があると考えられています。

そして3万年前の瞑想は非常にレベルが高く、今日の神経科学的な解釈ではフォスフェン≒エントプティックによる瞑想、ゾーンであったと考えられているのです。

世界各地の優れた瞑想テクニック、ゾーン・テクニックは基本的にはこの石器時代のフォスフェン≒エントプティック瞑想を幹にして展開してきたものでした。

インドではこれを元にヨーガやタントラ、ヴィパッサナー(マインドフルネス)が生まれ、中東ではスーフィズム瞑想、中国ではタオイズム、チベットではダークリトリート、地中海ではグノーシス瞑想、イスラエルではメルカバー瞑想、日本ではタマフリ瞑想や日想観、世界各地の先住民は過換気呼吸などによるシャーマニズムの瞑想を展開させてゆきます。

あらゆる物事がそうであるように瞑想テクニックも栄枯盛衰の中で、何度もフォスフェン≒エントプティック瞑想の地下水脈から活力を得る形で様々な瞑想が世界各地で展開されてゆきました。

近代に入るとやはりインドではヒンドゥー・ルネサンス運動が起こり、古い瞑想のリバイバルが起こります。

西洋においてもグノーシス瞑想やエソテリック瞑想(奥義的な瞑想)のリバイバルが起

こります。

また、心理学者のヴィルヘルム・ヴントやウィリアム・ジェームズなどにより科学的な瞑想研究も行われてゆきました。

こうした流れが後にアメリカの瞑想カルチャーの一大潮流であるヒッピームーブメントやヒューマン・ポテンシャル運動、エサレン研究所の瞑想実験に影響を与えてゆきます。

この流れからはゾーン研究の草分けであるマイケル・マーフィーが出てきますし、ポジティブ心理学の流れからはやはりゾーン研究（フロー研究）の大家であるチクセントミハイが出てきます。

また、瞑想研究の中心的な役割を果たしてゆくトランスパーソナル心理学や、瞑想研究の大家とされるロジャー・ウォルシュやディーン・シャピロなどもエサレン研究所の流れから登場してきます。

20世紀半ば以降の科学的瞑想研究は主にビートルズが行っていたことでも知られているTM瞑想や禅あるいはマインドフルネスの原型であるヴィパッサナー瞑想を対象に研究されてゆきました。

そして、１９９０年代頃から瞑想の書籍にも脳科学的なテクニカルターム（専門用語）が目立つようになってゆきます。

昨今の科学的瞑想研究では瞑想時の空間認識を司る頭頂葉の変化を発見したニューバーグによる研究が話題になりました。

一方、こうしたオーソドックスな瞑想の歴史とはまた別の流れがありました。

主に人類学や民俗学が捉えてきた瞑想研究の流れです。

この中で特に重要なものは先住民のゾーンや瞑想を明らかにしたエルカ・ブルギニョンやマーガレット・ミードの研究があります。

これにより５００以上の先住民の瞑想が研究され、90％以上の先住民が超強力な瞑想やゾーンのテクニックを持っていることが明らかにされたのです。

また村人のほとんど全員が瞑想やゾーンの達人であることも明らかにしてゆきました。

こうした先住民の瞑想やシャーマニズムはカルロス・カスタネダやマイケル・ハーナーによりネオシャーマニズムとしても体系化されてゆきます。

また、世界各地の先住民の瞑想はエラノス会議でも研究されてゆき、エラノス会議の中心メンバーであったマックス・クノールにより神経科学的光の現象であるフォスフェン≒エントプティックが先住民の瞑想の核であると同時に世界各地のあらゆる瞑想の奥義であることも明らかにされてゆくのです。

エラノス瞑想理論の神経科学的な研究の基礎であったマックス・クノールのフォスフェン≒エントプティックの研究は、同じくフォスフェン≒エントプティック理論の大家であったクリューバーの研究とともに認知科学を取り入れた考古学、すなわちデヴィッド・ルイス＝ウィリアムズ　などによる認知考古学にも影響を与えてゆき、これまでも究極の瞑想と示唆されてきました石器時代の瞑想を解き明かすための基礎理論にもなっていったのです。

第6章のまとめ

エラノス瞑想理論とは世界中の全ての瞑想を研究した世界最高の瞑想理論のことです。

エラノス会議の中心メンバーの一人であるマックス・クノールは神経科学的なフォスフェン≒エントプティック研究の第一人者です。

マックス・クノールのフォスフェン≒エントプティック理論は更に石器時代の瞑想を解き明かしてゆく認知考古学（認知科学的な考古学）の基礎理論にもなってゆきます。

おわりに

本書は神経科学的にブラッシュアップしてきた世界最高の瞑想理論であるエラノス理論をはじめて一般の方にわかりやすく書いたものです。

瞑想＝ゾーンの奥義とは、主観的なイメージではない、神経科学的なリアルな光（フォスフェン≒エントプティック）を見ることとお話ししてきました。

神経科学的なリアルな光は感覚遮断（目隠し）と酸欠（息を止める、激しい呼吸）により発動して行くと解説しました。

そして、神経科学的なリアルな光のレベルは三段階あります。

- ステージ1（主要9タイプ）では格子模様（グリッドパターン）や振動パターン（オシレーションパターン）が発動

●ステージ2では脳の記憶の貯蔵庫（側頭葉など）の古い記憶が解放され、幼い頃の記憶とフォスフェン≒エントプティックが結びついてゆく神経システムの反応から、ノスタルジックな光の映画（プリズナーズ・シネマ）の発動
●ステージ3への移行部では回転する光の格子トンネルの発動
●アルティメット・ステージ（ステージ3）では脳の記憶の貯蔵庫の深淵から光の半獣のビジョンの発動

この瞑想はあらゆる瞑想の奥義であり、あらゆるパフォーマンスの奥義になるものです。あらゆる瞑想、あらゆるパフォーマンスは、この瞑想のテクノロジーを軸にしてはじめて理解してゆくことが出来るのです。

本書では、ヨーガ（ヨガ）やマインドフルネス（ヴィパッサナー）といった昨今流行している瞑想を否定するような内容もあったかと思いますが、それは現状のインスタント化されたヨーガやマインドフルネスへの否定であり、ヨーガやヴィパッサナーそのものへの

否定ではありません。

また、ヨーガやヴィパッサナーそのものを根本的に理解するためにはヨーガやヴィパッサナーを原点だと思っている段階では、理解出来ないでしょう。

それは丁度、ダウンタウンの漫才以降しか知らない人がダウンタウンを最高の漫才だと思っているのと似ています。

ダウンタウンの漫才を理解するには、ダウンタウン以前の漫才を知らなければしっかりと理解することは出来ません。

要するにビートたけしのツービートやB&Bあるいは、やすしきよし等のハイスピード漫才があり、それに対してのダウンタウンのスロー漫才が出てきたから画期的であったということ、あるいはそれ以前の名人である中田ダイマル・ラケットやいとし・こいし、ミスワカナや砂川捨丸、更には漫才の原型である門付萬歳まで知らなければ漫才を批評することは本当の意味では出来ないでしょう。

実際、インド人にとってのヨーガやタントラは日本人にとっての神道やアニミズムのようなものであり、生活の中に自然と渾然一体となった形で存在しているもので、その源流は石器時代の光のテクニック（フォスフェン≒エントプティック）を源にしております。

なお、現代社会とは、折口信夫やレヴィ＝ストロースによればアナロジーを喪失した社会なのであり、あるいは、アンリ・コルバンによれば思考のフロー（ゾーン状態の思考）を喪失した社会だと言われております。

我々は科学的思考やＯＳＣ思考（日常的意識の思考）に偏りのある社会に生き、思考のフロー状態を前提に書かれた書物もＯＳＣの枠組みで解釈してしまい、その書物の本来の効果を発揮出来ないでいるのです。

本書の超ゾーン＝フォスフェン瞑想はそうした思考領域にも大きな貢献が出来るものであると自負しております。

ゾーンと遊戯、ゾーンと戦争の関連を解き明かした社会学者であるカイヨワは、合理性だけで埋めつくし、バランスを崩した現代社会がバランスを取るには、祭りや遊戯によるゾーンを改めて社会に組み込むことであるとその重要性を語っております。

COVID-19、戦争、自然災害と不穏な空気が漂い、価値観も大きなパラダイム転換が起きている昨今、我々に必要なのは、それを乗り越えてゆく力、あるいは実際に乗り越えてきた力（フォルス）なのだと思います。

我々人類の中に組み込まれたその力こそ、超ゾーン＝フォスフェンなのです。

昨今、ビジネスの世界がそうした近代社会の限界に気付きはじめ、アナロジーや瞑想を取り入れはじめたのは良い兆候だと思います。

本書のエラノス理論はアナロジーや瞑想をこれまでより遥かに高いステージへと導く書物になり得ると確信しております。

かつて日本人は芸能民族、修行民族、あるいはゾーン大国、瞑想大国とも称されてきました……。

日本人全員が瞑想の達人であり、パフォーマンスの達人であると称されていた時代があったのです……。

エラノス理論により、その状態を取り戻し、更にその先を行くことを切に願っております……。

最後にＫＫロングセラーズの編集部の皆様、本書に関わってくださった皆様に心より感謝申し上げます。

武田　梵声

★参考文献

『ジャクソンの神経心理学』 山鳥重 医学書院
『新版 臨床精神病理学』 クルト・シュナイダー 文光堂
『新・精神病理学総論』 ヤスパース 学樹書院
『新版 精神医学事典』 加藤正明 笠原 嘉 小此木 啓吾 弘文堂
『精神疾患の器質力動論 ネオ・ジャクソニズムとその批判』 アンリ・エー 精神医学文庫
『ジャクソンと精神医学』 アンリ・エー みすず書房
『マイヤーズ心理学』 D・マイヤーズ 西村書店
『カンデル神経科学』 エリック・カンデル メディカルサイエンスインターナショナル
『スタンフォード神経生物学』 柚﨑通介 岡部繁男 メディカルサイエンスインターナショナル
『なぜ脳はアートがわかるのか 現代美術史から学ぶ脳科学入門』 エリック・R・カンデル 青土社
『芸術・無意識・脳・精神の深淵へ 世紀末ウィーンから現代まで』 エリック・R・カンデル 九夏社
『認知科学辞典』 日本認知科学会 共立出版
『MIT認知科学大事典』 ロバート・A・ウィルソン 共立出版
『認知革命―知の科学の誕生と展開』 ハワード・ガードナー 産業図書
『精神のモジュール形式―人工知能と心の哲学』 ジェリー・A・フォダー 産業図書
『認知意味論：言語から見た人間の心』 ジョージ・レイコフ 紀伊國屋書店
『意思決定の科学』 ハーバート・A・サイモン 産業能率大学出版部
『認知考古学の理論と実践的研究―縄文から弥生への社会・文化変化のプロセス』 松本 直子 九州大学出版会
『民族心理学：人類発達の心理史』 ウィルヘルム・ヴント 誠信書房
『ウィリアム・ジェイムズ著作集』全7巻 ウィリアム・ジェイムズ 日本教文社

参考文献

『エラノス叢書』　全10巻　平凡社
『井筒俊彦著作集』全12巻　中央公論社
『折口信夫全集』　全32巻　中央公論新社
『折口信夫全集 ノート編』　全19巻　中央公論社
『新修平田篤胤全集』全21巻　平田篤胤　名著出版
『聖なるもの』　オットー　岩波書店
『エリアーデ著作集』　ミルチャ・エリアーデ　全13巻　せりか書房
『世界宗教史』　ミルチャ・エリアーデ　全8巻　筑摩書房
『シャーマニズム』　ミルチャ・エリアーデ　上下巻　筑摩書房
『芸術と聖なるもの』　ファン・デル・レーウ　せりか書房
『種村季弘のネオ・ラビリントス4　幻想のエロス』　種村季弘　河出書房新社
『魔術的リアリズム　メランコリーの芸術』　種村季弘　筑摩書房
『イスラーム哲学史』アンリ・コルバン　岩波書店
『カバラとその象徴的表現』ゲルショム・ショーレム　法政大学出版局
『ユダヤ神秘主義』　ゲルショム・ショーレム　法政大学出版局
『ディオニューソス』カール・ケレーニイ　白水社
『プロメテウス』カール・ケレーニイ　法政大学出版局
『トリックスター』カール・ケレーニイ　晶文社
『元型的心理学』ジェイムズ・ヒルマン　青土社
『我と汝・対話』マルティン・ブーバー　みすず書房
『黄金の華の秘密』C・G・ユング　R・ヴィルヘルム　人文書院
『クンダリニー・ヨーガの心理学』C・G・ユング　創元社
『人間はどこまで動物か』アドルフ・ポルトマン　岩波書店
『生物学から人間学へ』アドルフ・ポルトマン　新思索社
『ラスコーの壁画』ジョルジュ・バタイユ　二見書房
『永遠の現在　美術の起源』　S・ギーディオン　東京大学出版会
『洞窟のなかの心』　デヴィッド・ルイス＝ウィリアムズ　講談社
『身ぶりと言葉』　アンドレ・ルロワ・グーラン　筑摩書房
『世界の根源』　アンドレ・ルロワ・グーラン　筑摩書房

『心の先史時代』スティーヴン・ミズン　青土社
『神々の沈黙　意識の誕生と文明の興亡』ジュリアン ジェインズ　紀伊國屋書店
『仮面の道』クロード・レヴィ・ストロース　筑摩書房
『フロー体験とグッドビジネス』M・チクセントミハイ　世界思想社
『フロー体験　喜びの現象学』M・チクセントミハイ　世界思想社
『クリエイティヴィティー　フロー体験と創造性の心理学』M・チクセントミハイ　世界思想社
『フロー体験入門　楽しみと創造の心理学』M・チクセントミハイ　世界思想社
『スポーツと超能力　極限で出る不思議な力』マイケル・マーフィー　レア・A・ホワイト　日本教文社
『タントラ東洋の知恵』アジット・ムケルジー　新潮選書
『秘密集会タントラ』松長 有慶　法蔵館
『中国禅思想史』伊吹敦　禅文化研究所
『抱朴子』全3巻　葛 洪　平凡社
『演劇とその分身』アントナン・アルトー　白水社

『身体運動の習得』ルドルフ・ラバン　白水社
『熱帯の旅人―バリ島音楽紀行』コリン・マックフィー　河出書房新社
『森の民～コンゴ・ピグミーとの三年間』コリン・M・ターンブル　筑摩書房
『水の神―ドゴン族の神話的世界』マルセル・グリオール　せりか書房
『青い狐―ドゴンの宇宙哲学』マルセル・グリオール　せりか書房
『日本原初考　全3巻』今井野菊　人間社
『善の研究』西田 幾多郎　岩波書店
『京都学派の思想――種々の像と思想のポテンシャル』大橋 良介　人文書院
『京都学派』菅原 潤　講談社
『田辺哲学と京都学派―認識と生』細谷 昌志　昭和堂
『ヴァレリイの芸術哲学』田辺元　筑摩書房
『マラルメ覚書』田辺元　筑摩書房
『宗教哲学の根源的探究』花岡永子　北樹出版
『哲学コレクションⅣ　非神秘主義　禅とエックハルト』上田閑照　岩波書店

『東洋の心』鈴木大拙　春秋社
『東洋的一』鈴木大拙　大東出版社
『日本的霊性』鈴木大拙　岩波書店
『妙好人』鈴木大拙　法藏館
『摩訶止観―禅の思想原理』上下巻　関口真大　岩波書店
『解説ヨーガ・スートラ』佐保田 鶴治　平河出版社
『ウパニシャッド』佐保田鶴治　平河出版社
『ヨーガ根本教典』佐保田鶴治　平河出版社
『ヨーガ根本教典（続）』佐保田鶴治　平河出版社
『中村元選集』全32巻　別巻全8巻　全40巻　中村元　春秋社
『バガヴァッド・ギーター』上村勝彦　岩波書店
『ウパデーシャ・サーハスリー　真実の自己の探求』シャンカラ　岩波書店
『インテグラル・ヨーガ―オーロビンド・エッセンス』オーロビンド ゴーシュ　アルテ
『瞑想』J・クリシュナムルティ　UNIO
『シカゴ講演集』スワーミー・ヴィヴェーカーナンダ　日本ヴェーダーンタ協会
『トランスパーソナル宣言　自我を超えて』ロジャー・N・ウォルシュ　春秋社
『神秘主義』イーヴリン・アンダーヒル　ナチュラルスピリット
『エックハルト説教集』エックハルト　岩波書店
『グノーシスと古代末期の精神　第一部、第二部』ハンス・ヨナス　ぷねうま舎
『新約聖書外典 ナグ・ハマディ文書抄』荒井献他訳　岩波書店
『ターシャム・オルガヌム』P・D・ウスペンスキー　コスモスライブラリー
『近江商人学入門：CSRの源流 三方よし』末永 國紀　サンライズ出版
『近江商人の理念　近江商人家訓撰集』小倉榮一郎　サンライズ出版
『春夏秋冬料理王国』北大路 魯山人　筑摩書房
『魯山人作品集』北大路 魯山人　五月書房
『魯山人著作集』全3巻　北大路魯山人　五月書房
『世界の食べもの～食の文化地理～』石毛直道　講談社学術文庫
『典座教訓・赴粥飯法』道元　講談社
『美味礼讃』上下巻　ブリア=サバラン　岩波書店

『農業聖典』アルバート・ハワード　日本有機農業研究会
『野生の思考』　クロード・レヴィ=ストロース　みすず書房
『みる　きく　よむ』　クロード・レヴィ=ストロース　みすず書房
『金枝篇』　全5巻　ジェームズ・フレイザー　岩波書店
『贈与論』マルセル・モース　岩波書店
『文化の科学的理論』　B・マリノフスキー　岩波書店
『宗教生活の原初形態　上下巻』エミル・デュルケム　岩波書店
『南方熊楠選集』全6巻別巻1　南方熊楠　平凡社
『仏教の起源』　宮坂宥勝　山喜房佛書林
『美のあけぼの　オーストラリヤの未開美術　』アンドレアス・ロンメル　社会思想社
『真理の山―アスコーナ対抗文化年代記』　マーティン・グリーン　平凡社
『アスコーナ　文明からの逃走―ヨーロッパ菜食者コロニーの光芒』　関根伸一郎　三元社

武田梵声（たけだ・ぼんじょう）プロフィール

エラノス理論によるフォスフェン≒エントプティック瞑想とパフォーマンスの関連を神経科学、認知考古学的（認知科学）な側面から研究し、超ゾーン＝フォスフェン瞑想指導者、神経科学的光の瞑想指導者、エラノス瞑想研究者、芸能学指導者、パフォーマンス指導者として活動している。

國學院大学でエラノス瞑想理論、折口信夫の古代芸能学、民俗学を学び、東洋大学印度哲学科ではインド瞑想理論、インド哲学を学ぶ。桐朋学園大学で民族音楽学、民謡分析法カントメトリックシステム、舞踊分析法コレオメトリクス、アルトー演劇学を学ぶ。

これまでに3万人以上の大手芸能プロダクションの俳優、声優、歌手、子役タレント、古典芸能、民俗芸能、民族音楽の演者の集中力、パフォーマンス力、感情コントロール、メンタルトレーニング、身体訓練としてのエラノス瞑想法、超ゾーン＝フォスフェン瞑想、神経科学的光の瞑想法の指導をしてきている。また、僧侶、ヨーガ指導者、精神科医などの瞑想指導者への瞑想指導も行っている。

これまでに超ゾーン＝フォスフェン瞑想の指導により、劇団四季メインキャスト、帝劇メインキャスト、宝塚メインキャスト、日本レコード大賞受賞歌手、紅白出場歌手、アナウンサー、声優などの数多くの有名パフォーマーを輩出すると同時に古典芸能者、民俗芸能、寄席芸への指導や世界各地の民謡コンクールや、民族音楽などの国内外のコンクール優勝者を多数輩出する。

著書に

『こどものための究極☆正しい声のトレーニング』（リットーミュージック刊）

『ボーカリストのためのフースラーメソード』（リットーミュージック刊）

『最高の声を手にいれるボイストレーニング～フースラーメソード入門～』（日本実業出版社刊）

『3つの音だけで最高の声になるボイストレーニング～ゴルジャメソード入門～』（日本実業出版社刊）

『野生の声音～人はなぜ歌い踊るのか～』（夜間飛行刊）がある。

神経科学的　光の瞑想
世界最高のエラノス理論で超ゾーンを実現する

2023年7月1日初版発行

著者　　武田 梵声
発行者　　真船 美保子
発行所　　KK ロングセラーズ
〒169-0075　東京都新宿区高田馬場4-4-18
電話（03）5937-6803㈹
http://www.kklong.co.jp

印刷・製本　大日本印刷㈱
落丁・乱丁はお取替えいたします。
ISBN978-4-8454-2513-6　C0030
Printed in Japan 2023